中医药文化与生活丛书

张立祥 王振国 主　审
宋咏梅 刘更生 总主编

王春燕　田心阳　周莹
古舒冰　王海清
编著

生生之道
中医理论概要

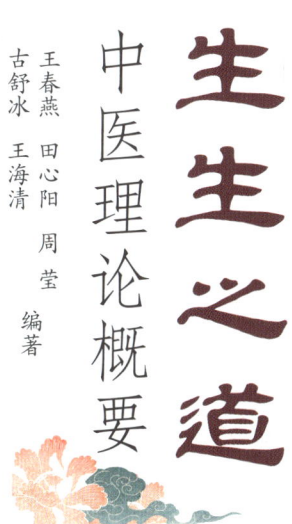

山东科学技术出版社
·济南·

图书在版编目(CIP)数据

生生之道 : 中医理论概要 / 王春燕等编著.
济南 : 山东科学技术出版社, 2025.3. --(中医药文化与生活丛书 / 宋咏梅, 刘更生总主编). -- ISBN 978-7-5723-2376-8

Ⅰ. R22

中国国家版本馆CIP数据核字第202406NE36号

生生之道
——中医理论概要

SHENGSHENG ZHI DAO
——ZHONGYI LILUN GAIYAO

责任编辑:张嘉怡　李　尚
装帧设计:孙　佳

主管单位:山东出版传媒股份有限公司
出 版 者:山东科学技术出版社
　　　　　地址:济南市市中区舜耕路517号
　　　　　邮编:250003　电话:(0531)82098088
　　　　　网址:www.lkj.com.cn
　　　　　电子邮件:sdkj@sdcbcm.com
发 行 者:山东科学技术出版社
　　　　　地址:济南市市中区舜耕路517号
　　　　　邮编:250003　电话:(0531)82098067
印 刷 者:山东联志智能印刷有限公司
　　　　　地址:山东省济南市历城区郭店街道相公庄村
　　　　　　　文化产业园2号厂房
　　　　　邮编:250100　电话:(0531)88812798

规格:32开(130 mm×210 mm)
印张:6.25　字数:97千
版次:2025年3月第1版　印次:2025年3月第1次印刷
定价:45.00元

传承弘扬中医药文化
倡树美德健康新生活

丛书前言

中医学是中华民族的伟大创造，是中华民族生命智慧的结晶，是中华民族带给全人类的珍贵文化财富。

中医药文化历史悠久，起源于远古先民的生产生活实践，贯穿了中华文明全过程，书写了中华文明独特的历史篇章。回顾中医药文化的前世今生，不仅能够了解中医药文化的价值追求、基本理念、理论基础，还能够感受中华民族宽广深厚的人文情怀，了解中医药与中华优秀传统文化一脉相承的整体性。

中医药植根于中华文化沃土，汲取了儒释道等传统文化的思想精髓，确立了"医乃仁术"的价值取向，建立了以"脏腑经络"为核心的理论体系。中医药理论是中医学对人与自然、健康与疾病等生命现象及其调控规律与法则的理性认识，是中华民族独特自然观、生命观、疾病观和方法论的集中体现。

中医药文化还蕴含着做人做事的丰富哲理，无论是"大医精诚"的医德观念，道法自然、取象比类的思维方式，执两用中、阴阳和合的基本法则，还是天人合一、形神一体的系统观念，都体现了中华民族在长期生活中积累的世界观、社会观、人生观。弘扬中医药文化能够让人们在潜移默化中感受中华文明的哲学智慧和人文精神，有利于更好涵养群众道德品行，培育时代新风新貌，汇聚向上向善力量。

中医学来源于鲜活的日常生活，从古到今，中医学的理论与方法渗透在百姓日常生活的方方面面，交织在衣食住行的各个环节之中。食饮有节、起居有常、动静相宜、精神内守等养生理念在守护广大群众身心健康中发挥了重要作用。祖祖辈辈的中国人，大多都具备一些常见病证的简易处置方法相关知识，随时取用，方便易行，对维护生命健康发挥了很大作用。如今中医学虽然是专门之学，但人人应学应会，人人能学能用。随着生活水平的提高，人民群众越来越关注中医药文化。因此，大力弘扬中医药文化，传播推广科学、健康的生活理念，有利于满足群众日益增长的中医药文化需求，培养美德健康的生活方式。

党的十八大以来，党和国家十分重视中医药文化传承与传播工作。《中共中央国务院关于促进中医药传承创新发展的意见》明确指出，传承发展中医药文化是弘扬中华优秀传统文化、推动中医药传承创新发展的实践需要。《"十四五"中医药发展规划》提出要实施中医药文化传播行动，要对中医药文化内涵理念进行时代化、大众化、创新性的阐释，必须将其融入人们的日常生活，提高居民健康素养水平，普及中医药文化及养生保健知识，让中医药文化绽放时代光芒。

山东省是孔孟之乡，是中华优秀传统文化的重要发祥地，有着深厚的中医药文化底蕴，理应在传承弘扬中医药文化上走在前、挑大梁。为此，山东中医药大学在山东省委宣传部和山东省卫生健康委员会（山东省中医药管理局）的指导下，组织专家团队编写了"中医药文化与生活丛书"，旨在为读者提供一套贴近日常生活，富有时代特色，"读得懂，用得上"的中医药文化读本。

本丛书编写坚持以日常生活为中心，推动中医药知识传播普及、养生智慧和健康理念融入群众生活，让更多的人懂中医、信中医、用中医。本丛书共分为7个专题，每一专题单独成册，包括：

《岐黄春秋——中国医史揽胜》

《生生之道——中医理论概要》

《本草延年——中药与健康》

《谨和五味——饮食与健康》

《明堂知要——穴位与健康》

《动静相宜——导引与健康》

《精神内守——情志与健康》

我们希望从不同主题叙述传播中医药文化的基本知识,结合日常生活,讲述大众比较关心的中医药相关知识,全面立体地展现中医药文化的魅力与价值。在编写过程中,力求突出中医药的文化内涵、方法的简便实用、文字的通俗易懂。

为适应读者阅读需求,打破教科书章节子目的编排方式,每章之下设置专题,分类叙述相关知识。文字表述尽量避免生僻难懂的专业术语,以叙述性文字为主,非必要不引用古籍原文,做到通俗、易懂、生动;适当配备相关插图,努力做到图文相辅。希望本丛书能够为读者了解中医药文化、增进健康、幸福生活贡献一份力量。

新时代新征程,我们将深入学习贯彻习近平文化思想,贯彻落实习近平总书记关于中医药工作的重要论述,深入挖掘齐鲁中医药文化资源,传承精华、守正创新,不断推动中医药文化创造性转化、创新性发展,让中医药更好造福人民。

编写组

2024 年 12 月

前言

中医学,是发祥于中国古代的研究人体生命、健康、疾病的科学。作为中华民族优秀传统文化的一部分,中医学几千年来为中华民族的繁衍昌盛作出了巨大贡献。随着人类社会的进步以及世界医学模式的转变,中医学正在受到世人越来越多的关注。

《汉书·艺文志》中提到"方技者,皆生生之具",这里的方技指医药,意为医药是使生命健康存续、生生不息的方法和技术工具。"生命"一词在中国古代文献中出现很早,《战国策·秦三》曰:"万物各得其所,生命寿长,终其年而不夭伤。"中医学对生命的认识与中国传统文化的生命观一脉相承,认为生命就在于"生生不息",所体现的是崇拜生命、尊重生命、关爱生命的"生生之道"。

中医学经过悠久历史的沉淀,汇集了无数医家的智慧积累和经验总结,历久弥新,有着广泛的影响力,是中国文化的瑰宝。在几千年的发展过程中,中医学形成了独特的理论体系，也受到不同时代科技发展与社会背景的影响。中医的思维方式与现代科学不同，因此，在现代科学体系影响下要理解中医就会存在这样或那样的问题。比如想学习中医知识，但是中医术语成为高耸的专业壁垒；想利用中医解决生活中的问题，但发现众说纷纭，难有定论。很多人面对中医时，出现了难度大于兴趣，误解多于了解的情况。

中医与我们的日常生活息息相关，我们在生活中会利用一些中医常识但并不知其原理。比如大家都知道"冬吃萝卜夏吃姜"，但不知这是基于中医"春夏养阳，秋冬养阴"的理论；知道"若保小儿安，常须三分饥与寒"，但不知这是基于小儿是纯阳之体，脏腑娇嫩、脾常不足这一特点。本书重点在于阐述中医基本知识与基本理论，希望可以帮助大众解决一部分知其然不知其所以然的问题。

生活中还有一些关于中医的误解，比如中医只能治慢病，中药没有不良反应等。这些误解影响了患者就医时的选择，也影响了中医在大众心目中的形象。所以本书的另一目的是解除部分误解，引导大众了解和理解中医。

中医有完整的理论体系、思维方式，对生命对人体有着深刻的认识，对疾病有独特的诊断方法、辨治原则、治疗手段。本书从医道之本、医理之基、生命要论、病从何来、诊病之法、祛病智慧、养生有道几个方面展开论述，以生活中涉及的问题为切入点，用通俗的语言来讲明中医的道理。希望本书可以为大家答疑解惑，让中医不再神秘，让想了解中医的人不再因中医术语望而却步，止步不前。也希望中医可以走入大众生活，更好地服务大众健康。

编著者

2024 年 10 月

目录

医道之本 / 01

医巫分途 / 002

医乃仁术 / 004

医者意也 / 006

文化与医学的交融 / 008

不为良相便为良医
——"儒医" / 011

知医为孝 / 014

中医的曾用名 / 016

医理之基 / 02

一分为二说阴阳 / 020

孤阴不生，独阳不长 / 022

物极必反 / 024

察色按脉，先别阴阳 / 026

何谓五行 / 028

五行生克 / 040

见肝之病，当先实脾 / 042

生命要论 / 03

生命的起源——人以天地之气生 / 047

生命的历程——生长壮老已 / 049

成长中的"七七八八" / 051

形与神俱 / 053

"精""气"字形中的中医理论 / 055

血气方刚的理论依据 / 058

生津以解口舌燥 / 060

脏腑曾经是"藏府" / 062

不得不说的"心事" / 065

细说肺腑之言 / 067

凭后天之本问尚能饭否 / 070

肝胆相照中的脏腑关系 / 072

耳聋眼花与肝肾 / 075

学医不知经络，开口动手便错 / 077

病从何来 / 04

六气与六淫 / 081

七情内伤 / 083

饮食失节与偏嗜 / 086

张弛不调，劳逸失度 / 089

曹操"大疫"失荆州 / 092

正气存内，邪不可干 / 094

伤风与中风 / 096

感冒与受寒 / 099

体虚的"靶点" / 102

如何会"面红目赤" / 105

"上火"知多少 / 107

"湿"几许何以除 / 109

"茶饭不思"的缘由 / 113

诊病之法 / 05

四诊合参 / *117*

中医如何拥有"透视眼" / *119*

望而知之谓之神 / *121*

中医的"脸谱" / *123*

舌尖上的中医 / *125*

眼睛里的玄机 / *127*

手掌里的乾坤 / *129*

中医的"三指禅" / *131*

中医是否分科 / *133*

祛病智慧 / 06

扶正祛邪 / *137*

治病求本 / *139*

急则治其标，缓则治其本 / *141*

三因制宜 / *143*

对症治疗与对证治疗 / *145*

也谈以形补形 / *147*

为何冬病要夏治 / *149*

开药与开方 / *151*

中药有无毒性反应 / *153*

补药对身体的作用 / *156*

吃中药与忌口 / *158*

中医只能治慢病吗 / *160*

中医的手术 / *162*

养生有道 / 07

上工不治已病治未病 / *166*

为何春要捂秋要冻 / *169*

从"冬吃萝卜夏吃姜"看"春夏
　养阳，秋冬养阴" / *171*

若保小儿安，常须三分饥与寒 / *173*

后　记 / *177*

01 医道之本

医道之本,本在源与流。中医学,起源很早,早在甲骨文中就有关于疾病和治疗方法的记录,经过数千年的积累与沉淀,形成了我们现在见到的中医学的样子。中医学是开放的学术体系,在其悠久的发展过程中,中医学不断吸收、利用社会与科技发展的成果。梳理医学起源时期医与巫的关系,医学发展过程中儒家思想的影响、儒医的出现,医学与文化的交融等问题,有助于我们更好地认识中医,理解中医。

医巫分途

讨论中医的起源,有一个问题是绕不开的,那就是医与巫的关系。

远古时期,人们对自然的认识有限,便会把一些当时无法解释的自然现象如风雨雷电奉为神灵、上天等外来力量的安排。人类遇到问题,当然也包括疾病在内,就需要与神灵对话,巫就是可以与天地神灵对话的人。巫,《说文解字》作"巫",从字形上看巫有沟通天地之义。所以"巫",是指古代从事占卜、祈祷,为人求福、却灾的人。最早的巫指女性巫师,男性巫师称作"觋"。《说文解字》中也说巫是向神灵祝祷的人,是用舞蹈请无形的神灵降临的女性。

醫,在《说文解字》中是指治病的人。可见医与巫具有不同的职责。但最初两种职责是由同一类

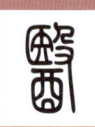

《说文解字》:"治病工也。殹,恶姿也;醫之性然。得酒而使,从酉。"

人来承担，周初有"巫医"一词，是指掌握医药知识的巫师。战国之前，巫与医是不分的，当时的巫兼有祝由与医疗两种职能。

随着中国古代文明的发展，人们对自然界认识的深入，医药知识与治病经验慢慢从医巫合流中分离出来，逐渐成为独立学科，按自身规律进行发展。《史记·扁鹊仓公列传》中记载扁鹊有"六不治"，其中"信巫不信医，六不治也"，将信奉巫术作为第六种不予治疗的情况，这表明在扁鹊看来医与巫是两个完全不同的概念，通常我们也认为这标志着医与巫彻底分离。

从历史的发展过程来看，巫是人类早期对自然界认识的局限性及生存需求下的产物，巫师曾将医药知识与经验加以吸收利用，也起到了传承的作用，形成了一个朴素的医疗知识与神灵合流的医巫混杂阶段。但是严格从知识体系上来看，医与巫是不同的，只是在历史的长河中，有一个阶段，是巫师在运用医学的知识与经验为人治病，医巫的知识共存于一些典籍之中，也就是说这时的医巫有着共同的传播者和知识载体。随着医学理论的发展与独立，医师与巫师两个职业分离。《黄帝内经》中提到"拘于鬼神"者，不用与其谈论医学理论；张仲景在《伤寒杂病论》的序中说到有人遇到疾病时"降志屈节，钦望巫祝"。这些都反映出医家对于巫术的态度，也说明了医与巫已全然不同。

医乃仁术

中医学被称为生生之道，其本质是从生命角度给人以关爱，是"爱人"的最根本体现。医学具有自然与人文的双重属性。自然属性主要体现在诊疗技术层面，而人文属性则体现在人道层面。医学技术与人道是密不可分的，这一特点在中医学理论和实践中体现得十分突出，并且在长期的发展过程中形成了对这一特点的经典表述——"医乃仁术"。

"仁"是儒学的最高道德准则，其核心是"爱人"，即对人的关心、关爱和尊重。"爱人"原则首先是尊重人的生命。把医学作为仁术，反映了古代朴素的人道观念，是对中国传统医德思想的高度概括。从语言的表述上看，医乃仁术的关键词是

"仁","仁"是儒家思想最核心的范畴,也是儒家精神最根本的体现。医乃仁术是说医学和医术是爱人、救治性命的科学与技术。

古往今来,医德都是医学不可或缺的重要内容。中医学数千年的发展过程中,更是将医德作为行医的首要准则。自古以来行医者都十分注重道德修养,将"大医精诚"奉为圭臬,并付诸实际行动。

医者不仅需要拥有渊博的学识、精湛的技艺,更需要有一颗仁爱之心。人命至重有贵千金,故唐代名医孙思邈将其著作命名为《备急千金要方》。医者应对患者一视同仁,"普同一等""一心赴救",所以有以"普济"命名的方书。孙思邈强调医者必须"先发大慈恻隐之心,誓愿普救含灵之苦";明代龚廷贤的"医家十要"排在首位的便是存"仁心",这些都说明中医学强调在任何时候都要坚持以人为

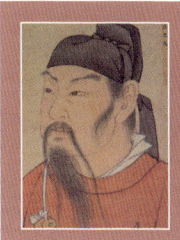

孙思邈,唐代医药学家,被后人尊称为"药王",著有《备急千金要方》,其中《大医精诚》一篇为中医关于医德的重要论述。

本，要做到"仁"与"医"高度统一。

"仁爱之德"为行医准则。医学之仁爱，具有伦理道德概念上的含义，强调用"仁爱"的道德标准作为行医的行为准则，从而使医学成为践行儒家之仁的最高道德标准的一种技艺。

医者意也

中医对大众来说熟悉又陌生，熟悉是因为与我们的生活息息相关，陌生是因为中医学的一些理论听起来古奥难懂，略显神秘。对于这种难以理解的理论，常被描述为"只可意会不可言传"，孙思邈也曾说"医者意也，善于用意，即为良医"。二者之"意"是否相同？如此重要的"意"究竟是什么？这要从其本义说起。

早在东汉时期，太医丞郭玉就提到"医之为言意也"，这里的"意"指的是医家的注意力。"医者意也"一语的提出，本是要提醒医者慎重细致，于临证之时，既要遵循规律，又能通权达变。宋代以后，讨论逐渐增多，综观诸多医家的观点，提到的"医者意也"更多的是强调中医的思维方式。

任何一门学科的发展都离不开时代的背景。中医学是一门古老的学科，在形成与发展的过程中，吸取当时的哲学成就，将精气、阴阳、五行等作为中医说理的工具，阐述关于生命、健康、疾病等一系列医学问题，形成了自己独特的医学理论体系和思维方式。

中医学的思维特点与中国传统思维是一致的，占主流地位的是意象思维。意象思维以时间为本位，顺时而变，尊重现象，不割断主体与客体。因此，在古代医学著作中，时常可以见到"医者意也"一语，这是对中医临床灵活运用辨证论治思想与方法的高度概括，也是对中医思维高度简约的概括。中医的思维方式，着眼于从特殊、具体的直观领悟中把握真理，即通过一种创造性的近似直觉的思维去逼近、去把握某种由概念、言辞所不能传达的意蕴。这种意蕴贵在巧妙、灵活、合理，而这一切又建立在医者对中医学理论的深刻领悟之上。

因此，中医学的语言或许晦涩难懂，但其医理简单朴实，通过不断地实践、观察，从中找出重要规律，创立各种学说、理论和技艺。"医者意也"既是中医思维过程的高度简约，也是一种思维的高妙境界。要达到这一境界，必须有深厚的学养、丰富的经验，尤其是经验达到融会贯通，才能在临床中表现出这种境界。这就要求学医的人有扎实的基本功，有勤奋、执着的思考，要在平素锻炼自己的思维。

文化与医学的交融

中医学诞生、成长在中华文化的大背景之下，其基本概念、基本理论无不受中国传统文化的影响。尤其是中国古代哲学思想，在中医学形成和发展过程中起到了至关重要的作用。

中国传统文化中占主导地位的自然观是元气论，认为产生和构成天地万物的本原是元气。人是自然界的一部分，元气学说在对天地万物的生成和各种自然现象进行解释的同时，对人类生命的起源及有关生理现象也提出了朴素的见解。

中国古代哲学家用阴阳学说来解释各种自然现象，阴阳学说与中国古代天文、历法、气象等自然科学有着密切的关系。古代医学家引入阴阳学说的概念，用它作为说理工具，分析归纳人体的生理功能和病理变化，并指导临床诊断和治疗，从而使阴阳学说成为中医学理论体系的重要组成部分。中医学用阴阳来阐释人体健康问题，强调人体内部、机体与心理、人与自然的和谐统一，以机体对外界环境能适应、内部各方面活动相协调作为健康的标准，将健康高度概括为阴阳消长的动态平衡，即"阴平阳秘"。因此中医学认为，疾病就是身体阴阳动态平衡的失调或被破坏，具体可表现为机体对外界环境变化的适应不良，自身精神心理与形体功能之间关系失常，以及不同脏腑经络功能之间的不和谐等，这些都可用"阴阳不和""阴阳失调"概括。

五行学说和阴阳学说一样，也是中国古代的一种哲学思想。它认为物质世界是由木、火、土、金、水五种具有具体形态的基本物质构成的，这五种基本物质之间的相互资生、相互制约关系还导致物质世界的运动变化和普遍联系。作为一种朴素的唯物论和辩证法思想，五行学说对中医学的形成和发展产生过较大影响。五行学说在中医学中被用作理论上的阐释，用以说明脏腑及形体官窍的功能与关系。同时，五行学说还具有指导临床诊治的实际意义，比如通过体表相应组织器官的色泽、声音、形态、脉象等的异常变化，来判断内在的病变，进一步确定治疗的原则与方法。

中国传统文化渗透到医学领域后，促进了中医学理论体系的确立和发展。其中，元气论作为一种自然观，奠定了中医理论体系的基石；阴阳学说和五行学说作为方法论，帮助人们构筑了中医理论体系的基本框架。元气论着重探讨物质世界的本原，确定了物质世界组成的同一性。就本原来说，万物源于气，气可分阴阳；气聚合而成的具体物体，具有阴阳两个方面，同时根据性质的不同，又可划归为木、火、土、金、水不同的五行属性。

不为良相便为良医——"儒医"

宋代《能改斋漫录》所记载的范仲淹"不为良相,当为良医"的故事,是对当时士人知医成风的真实写照。儒医现象早已有之,但自宋代起,始有"儒医"之称。一般认为,"儒医"一词最早见于南宋洪迈的《夷坚志·甲志》:"有蕲人谢与权,世为儒医"。儒医的形成与发展是医学与儒学在历史发展进程中长期交融的产物。政治家王安石、科学家沈括、文学家苏轼等,皆通晓医理;名医朱肱、许叔微等都是进士出身。

具有良好文化素养的儒医在行医时,不仅知其然,更欲知其所以然,穷究其源。此时,长期习儒带来的思维方式、宽广知识面便派上了用场。金元时期的张元素自幼习儒,8岁举神童,27岁试经义进士,因犯讳被除名,乃退而从医。宋代局方盛行,推行成药,忽视医理,张元素针对这一情况,深入思考,指出治病应根据气候变化和患者的体质等情况灵活处方用药,创立了脏腑辨证学说和归经学说,开创了辨证用药的新形式。李时珍对其高度赞赏，称其"《灵》《素》之下一人而已"。元代具有雄厚儒学功底的朱丹溪提出了"阳常有余，阴常不足"的著名论点，此学说受到了儒学思想的影响。

儒医的出现主要有以下三个方面的原因。一是"医为仁术"和"知医为孝"的儒家思想的影响。儒家的伦理观点是中国古代文化的核心，而孝道又是儒家伦理观的基本道德准则。医学在儒家文化的影响下，不断吸收儒学孝道观念，并加以深化，形成了"知医为孝"的医学观点。二是官方重视，赵宋王朝于医学最为留意。在北宋9位皇帝中，有5位通晓医药。据《宋史》记载，宋太祖赵匡胤善艾灸，曾亲自为其弟赵光义艾灸治背；太宗赵光义喜集医方，"藏名方千余首，皆尝有验者"；宋仁宗好针灸，亲自用针刺脑后穴位为自己治病；神宗的诊断水平被称为"上工"；宋太宗、仁宗等都亲自为医书作序。宋朝帝王不仅自己喜欢研究医学，还不断下诏指导全国医事活动。据统计，自建隆元年至祥兴二年（960—1279年），宋代皇帝和政府发布的医学诏令就有830次之多。在北宋167年的历史上，进行了 10 次大规模的中央官刻医书活动。每次都有一种或数种重要医籍精品行世。

宋代朝廷还设置校正医书局,集中名医收集、整理历代重要医籍,如《素问》《伤寒论》《脉经》《备急千金要方》等书,儒臣与医官间的频繁合作,深化了部分儒家官员的医药知识,强化了医官的仁义之道,为医儒两家的沟通架起

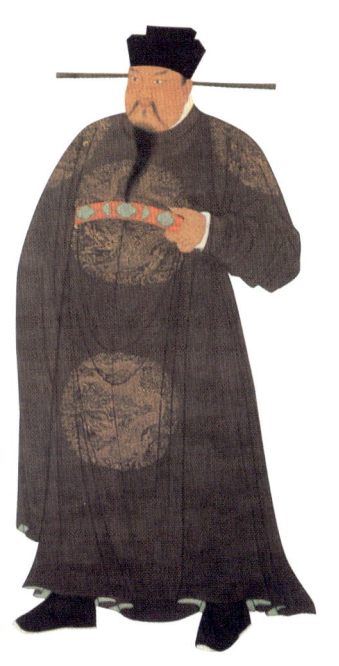

宋太祖赵匡胤

一座桥梁。三是"不为良相,便为良医"的士人愿望。古人常以医相并称,"不为良相便为良医""良医之法通于良相"等,是认为二者在社会功能上只有量的差异,没有质的区别。清代名医徐大椿在《医学源流论》一书中,专门撰文《医道通治道论》论述。

知医为孝

中医学在儒家文化的影响下，不断吸收儒学孝道观念，并加以深化，形成了"知医为孝"的观点。

《说文解字》训"孝"为"善事父母"。春秋战国时期，孔孟等儒家将这种氏族社会的古朴遗风纳入"仁"的范畴。古代中国的为人之道讲究"忠孝两全"，孝以事亲，忠以事君，忠孝连在一起构成了中国文化的重要特色，疗君亲之疾被看作是尽忠孝的最好表现方式之一，故有"为人子者不可不知医"的古训。

知医为孝是很多儒者习医的动机。齐梁时期有"不明医术者不得为孝子"的说法。魏晋医家皇甫谧在《针灸甲乙经·序》中提到，仅有忠孝之心而不精通医道，遇君父受困时也无济于事。南北朝时期医家许道幼认为，不知方术不谓孝，并因母疾而习览经方，精钻医术，成为一代名医。隋朝医家许智藏指出，为人子应该尝膳、视药、知方术，这样才是孝。唐代医家孙思邈也强调为孝学医。

宋代程颢将父母卧病在床，由庸医所治，视为不孝。其弟程颐强调"必须识医药之道理"。知医为孝论的基础仍是孔孟仁孝观，是将儒家事亲尽孝与医道相提并论的儒医合参之说。关心父母的健康与疾病，成为一些儒生学医的真正动机。如刘完素其母患病，三次延医不至而死，以致遗恨万分，遂立志于医。李东垣因母亲生病后被庸医杂乱用药而亡，最终不知所患何病，痛悔之至，转而学医。明代王纶因父亲生病习诵医经本草，为官以后仍为民治病。清代吴瑭《温病条辨》自序中说："以为父病不知医，尚复何颜立天地间！"《中医人物词典》收录了6 000余位历代医家，有800多人是弃儒行医，其中就有近200位是因孝而习医。由此可见，知医为孝的观念早已成为儒家的一种传统。

继承父志也是"孝"的主要内容之一。孔子说："父在观其志，父没观其行，三年无改于父之道，可谓孝矣。"很多医家出身医学世家。如南北朝时期，北魏医家李修与其兄均继承父业习医。南朝陶弘景的祖父及父亲皆习医术。同一时期的名医徐之才的徐氏家族更是八世行医，历时二百年。宋代名医孙用和，其子孙奇与孙兆均通晓医道，为"校正医书局"主要成员。宋代名医钱乙随其姑夫吕氏习医。唐慎微、刘翰、庞安时、杨介、杨士瀛等皆出身于世医家庭。明代李时珍的祖父、父亲都是名医。张景岳幼时即从父学医。清代叶天士的祖父叶时、父亲叶朝采都精通医术。

中医的曾用名

中医学是中国古代传统文化的精髓之一，内容博大精深，历史源远流长，医生这一职业也早已有之。在历史长河中，对中医学及医者有着诸多雅称。

岐黄，岐指岐伯，相传为古代著名医家，黄即黄帝，五帝之首，中国古代部落联盟首领。中医学的奠基之作《黄帝内经》便是以黄帝与岐伯问答讨论医学的形式而作。后世便以"岐黄"作为中医的代称。

悬壶，这个称谓源于《后汉书》的一段记载：市集中有位老翁在街头悬挂一个葫芦来卖药，药到病除，非常有效，这很快引起了大家的注意。有人悄悄观察，发现在罢市之后，这个老人就会跳进装药的葫芦中。葫芦，古代称作"壶"，由此，后人就把"悬壶"作为行医的代称。济世救人是行医者的共同目标，又有了"悬壶济世"之说。

青囊，"白发至亲惟叔婶，青囊传世有儿孙"，这是明代沈绎的诗，其中的"青囊"是中医的另一称谓。名医华佗于各地行医时，会把自己的经验录为行医笔记，装到一个青色布袋里，带在身边以备查阅。华佗在遇害之前，把这个青色布袋交给了看守的狱吏，华佗的部分医术由此得以保存流传。为纪念华佗，世人借青色布袋代称中医，即"青囊"。

杏林，源自三国名医董奉。史料记载，三国时吴国有位名医叫董奉，隐居江西庐山。董奉为人治病从不收取诊金，但有一要求，患者治愈后须于山上种植杏树，重症5株，轻症1株。如此数年后，董奉愈人无数，得杏树10万株，蔚然成林，后人遂以"杏林"代称中医。

医生这个职业古已有之，对其称谓也多有不同。周代将具有艺技的劳动者统称为"工"，医生亦在其中，医术高明者为"上工"或"良工"。此后内外科医生又有区别，内科医生称"疾医"，外科医生为"疡医"，另有"食医"管理帝王饮食卫生。唐代开始出现"医生"一词，但与今之"医生"含义不同，专指就读医学的学生。

宋代医官中最高级别称"大夫"，其次为"郎中"，以下称"医效""祗侯"等。"大夫"在医官中职位最高，所以"大夫"成为医生的尊称，同时另一职官"郎中"也是对医生的称呼，但二者略有区别。一般将设馆从医（坐堂行医）的医生称作"大夫"，而把行走于乡间的医生叫作"郎中"或"走方医""铃医"。就地域而言，北方习惯称"大夫"，而南方则唤为"郎中"。

02

医理之基

提到中医,很多人会想到阴阳五行,因此,中医在大众的印象中带有一些神秘的色彩。但是,阴阳五行是中国古代哲学的概念,是中医学用来说理的工具。

中医学孕育成长在中华文化的大背景之下,其基本概念、基本理论无不受中国传统文化的影响,尤其是中国古代哲学思想,在中医学形成和发展过程中起到了至关重要的作用。要了解中医学的基本理论,就必须对中国古代的世界观和方法论有充分认识、深入了解和深刻理解。

一分为二说阴阳

阴阳二字在中医学中经常出现，但阴阳是中国古代哲学的一个概念，除中医外，阴阳与中国古代天文、历法、气象等自然科学都有着密切的关系。古代医学家用阴阳分析归纳人体的生理功能和病理变化，并用以指导临床诊断和治疗，从而成为中医学理论体系的重要组成部分。

西周时期的诗歌中已有"阴阳"一词的多处记载。《周易》中的易卦由阴爻（--）和阳爻（—）组成。"--"表示阴；"—"表示阳。至西周末年，人们开始应用阴阳来分析、阐释一些难以理解或不能直接观察的复杂事物变化的机理。春秋战国时期，哲学家们认识到存在于事物内部的阴阳两方面的运动是事物发生发展变化的根本原因，阴阳的相互作用、对立统一、消长转化是事物运动变化的基本规律。比如四时变换、昼夜更替、日升日落、月圆月缺，这些都是阴阳双方运动变化、相互作用的结果。这标志着阴阳学说作为古人认识世界的一种方法论的形成。成书于战国至秦汉之际的《黄帝内经》运用阴阳学说来阐释医学中的诸多问题以及人与自然界的关系，使阴阳学说与医学密切结合起来。

最初的阴阳指的是日光的向背，向日为阳，背日为阴。在此基础上，古代思想家们进一步推衍引申，把凡是向日所具有的特征、现象及有关事物、情况等归为"阳"，而相对地把背日或向月者归于"阴"。如天气温暖为阳，凉爽为阴；昼夜中白昼属阳，夜间属阴；明暗中光明属阳，黑暗属阴；就方位而言，上部属阳，下部属阴；就内外而言，外显属阳，内在属阴；以水火而言，水为阴，火为阳；以动静而言，静为阴，动为阳；诸如此类，不胜枚举。向阳时往往生机较旺，故运动较剧的事物属阳；背阳时则相对宁静，故相对静止的事物属阴。以物质运动变化的形式而言，某一物质呈现出蒸腾汽化的运动状态，属于阳的特性表现，而呈现为凝聚成形的运动状态，则属于阴的特性表现。对生命过程而言，具有推动、温煦、兴奋等作用或表现的物质及功能，统属于阳；具有凝聚、滋润、抑制等作用或表现的物质及功能，统属于阴。

以上种种都是从阴和阳最初的朴素含义中推衍引申而来的，并可进一步无穷尽地推衍至各种相关的事物或现象。可以说凡是剧烈运动着的、外向的、上升的、温热的、明亮的都属于阳的特征，而相对静止的、内守的、下降的、寒冷的、晦暗的都属于阴的特征。

任何事物都可以用阴阳的属性来划分，但如果被分析的两个事物互不关联，或不是统一体的两个对立方面，这种划分就没有意义，比如白昼与水、上部与外在这两对就没有划分阴阳的意义。

事物的阴阳属性是相对的。这种相对性，一方面表现为在一定的条件下，阴和阳之间可以发生相互转化，即阴可以转化为阳，阳也可以转化为阴；另一方面，体现于事物的无限可分性。

孤阴不生，独阳不长

阴和阳任何一方都不能脱离另一方而单独存在，每一方都以另一方的存在作为自己存在的前提和条件，同时双方相互资生、促进和助长。

例如在自然界中，云由地升为阳，雨从天降为阴，二者相互依存。人体中气为阳，血为阴，气血可以相互化生，二者相互为用。再如上为阳，下为阴，没有上也就无所谓下，没有下也就无所谓上。热为阳，寒为阴，没有热也就无所谓寒，没有寒也就无所谓热等。如果阴阳的互根互用关系异常，一方不足，另一方失助，会导致阴阳的互损。严重者则是"孤阴""独阳"，造成"阴阳离绝"，从而生命终结。

相互对立的阴阳双方中的任何一方都包含着另一方，阴中有阳，阳中有阴，即阴阳互藏。如以上下而言，上为阳，下为阴，但上中有下，下中有上，即阳中有阴，阴中有阳。阳中含阴，是说事物或现象的整体属性是属阳的，但是其中也含有属阴的成分；阴中含阳，是指事物或现象的整体属性为阴，但是也含有属阳的成分。

阴阳互藏是阴阳双方相互依存、相互为用的基础和纽带。阳中含阴，阳依阴而存在；阴中寓阳，阴依阳而存在。若阳中无阴，阴中无阳，就变成"孤阴""独阳"，而"孤阴不生""独阳不长"，阴与阳之间也就失去了相互资生与相互促进的关系。

阴阳互藏还是阴阳消长与转化的内在根据。阴中寓阳，阴才有向阳转化的可能性；阳中藏阴，阳才有向阴转化的可能性。阴中寓阳，其阴性成分才能逐渐转化为阳性成分而表现为阴消阳长。当阴阳消长达到一定程度，可引起事物阴阳属性的转化，阴转化为阳，或阳转化为阴。

物极必反

"物极必反""否极泰来""月盈则亏""剥极将复"这些我们非常熟悉的词汇有一个共同的含义，就是当事物到达一个极端后便会向相反的方向转变。于阴阳学说而言，则是指对立互根的阴阳双方不是一成不变的，而是处于不断的增长和消减的变化之中。阴阳对立制约与互根互用的关系是消长变化的根本原因。阴阳双方在彼此消长的运动过程中保持着动态平衡。当阴阳的消长失去正常状态，即一方持续消或长，事物的总体属性可以向相反的方向转化，即属阳的事物可以转化为属阴的事物，属阴的事物可以转化为属阳的事物。

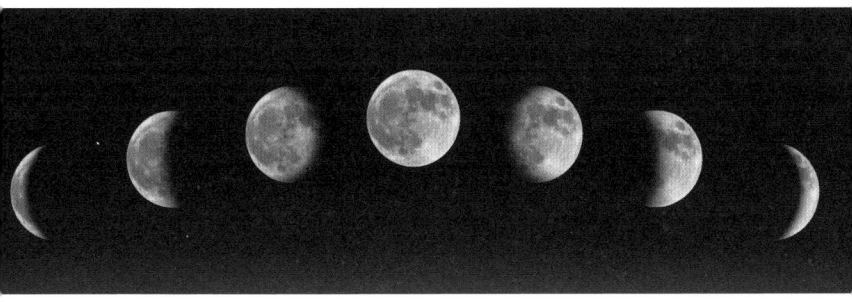

四时气候的变迁、寒暑的更易,反映了阴阳消长转化的过程,但从一年的总体来说,阴阳处于相对的动态平衡。阴与阳之间的消长是不断进行着的,是绝对的;而阴与阳之间的平衡则是相对的,是动态的平衡。

阴阳消长发展到"极""盛""重"的阶段,所谓"物极"是发生转化的条件,即"物极必反"。而可以发生转化的内在因素还是阴阳的互藏,阴中有阳,阳中有阴,才能在达到一定条件下发生性质的转变。

阴阳消长是阴阳运动的量变过程,是转化的前提。阴阳转化是量变基础上发生的质变,是消长的结果。阴阳双方的消长运动发展到一定阶段,事物内部阴与阳的比例出现了颠倒,该事物的属性便发生转化,所以说转化是消长的结果。我们常说"冰冻三尺，非一日之寒"，就是说的这个渐变的过程。

于人体而言，寒极生热，热极生寒。比如体内阳气极虚，就会出现阴盛格阳于外，虚阳外越的情况，表现为身热、面红、口渴等内真寒外假热的证候。但是这种假热的证候也有其鉴别点，比如虽然身热，但却想盖衣被取暖；虽然面红，但红得并不自然，而是像上妆一样浮于表面；虽然口渴，但喜欢喝热饮。这些都是真寒假热的鉴别点。同理，当热极盛时出现手足厥冷的情况，就是真热假寒的证候。

察色按脉，先别阴阳

中医讲"察色按脉，先别阴阳"，这强调了阴阳在中医学中的重要性。阴阳学说引入中医学之后，贯穿于中医学理论体系的各个方面，被广泛用来说明人体的组织结构、生理功能、病理变化，并指导养生保健以及疾病的诊断和治疗。

根据脏腑组织的部位及功能可以划分阴阳，比如上下而言，上部为阳；内外而言，体表为阳；前后而言，背部为阳；脏腑而言，六腑属阳；五脏而言，心肺属阳，心为阳中之阳。精属阴，气属阳，气又分阴阳，即阴阳之中又有阴阳。

人体的正常生命活动，是阴阳两个方面保持着对立统一的协调关系，处于动态平衡的结果。疾病的发生标志着这种协调平衡的破坏，故阴阳失调是疾病的基本病机之一。阴阳学说用来阐释人体的病理变化，一是分析致病的邪气是阴邪还是阳邪；二是分析病变的性质，也就是判断阴阳的损益程度。比如六淫中的暑、热、火属于阳邪，寒、湿属于阴邪。感受了阳邪导致人体阳盛，就会出现高热、烦躁、面红等症状；而阳损及阴，导致阴亏又会出现口唇干燥、舌质红等症状，这些都是实热证的表现。中医将这些变化总结为"阳胜则热，阴胜则寒""阳虚则热，阴虚则寒"。

阴阳学说用于疾病的诊断，可以分析四诊所收集的资料属阴还是属阳，进一步辨别证候的阴阳属性，而这样做的最终目的还是用于疾病的防治，即根据证候的性质，选择合适的方药调整阴阳，使身体保持或恢复相对平衡，达到阴平阳秘的状态。

养生的基本原则便是"法于阴阳"，即遵循自然界阴阳的变化规律来调理人体的阴阳，使人体中的阴阳与四时阴阳的变化相适应，以保持人与自然界的协调统一。如阳虚阴盛体质的人，夏天用温热之药预配其阳，则冬天不易发病；阴虚阳亢体质的人，冬天用凉润之品预养其阴，则夏天不易发病。这就是"冬病夏治""夏病冬养"的方法。

药也分阴阳，药物的四气、五味、升降浮沉都可以用阴阳来归纳。治疗疾病的一个重要原则就是"以偏纠偏"，即用药物的偏性来纠正人体阴阳的偏盛偏衰，恢复阴阳的协调平衡。比如寒凉的、苦味的、沉降的药物属阴，可以清热泻火，治疗阳热证。以此类推，用于指导疾病的治疗。

何谓五行

五行学说是古人认识世界的一种基本方法，中国古代哲学家用五行来说明世界万物的形成及相互关系。

春秋时期的《尚书·洪范》中记载了周武王与箕子的对话，其中提到"水曰润下，火曰炎上，木曰曲直，金曰从革，土爰稼穑"，这里的五行指的是五材，即木、火、土、金、水五种人类日常生产和生活中最为常见和不可缺少的基本物质。随着对自然现象观察的深入，人们关注到五行之间相生相克的关系，后来又附之于五时、五季、五方等元素，逐渐发展为完整的五行理论体系。

木曰曲直

曲是弯曲，直为伸直。木曰曲直，指树木枝条具有生长、升发、柔和、能屈能伸的特性。引申为凡具有生长、升发、条达、舒畅等类似性质或作用的事物和现象，归属于木。古人依据五行各自的特性，对自然界的各种事物和现象进行归类，从而构建五行系统。以季节来说，木生长升发的特性正好对应春季万物复苏的生机，因此古人将春天归属为五行中的木；同时春天生意盎然，草木发芽生长，青翠的颜色充溢着自然界，因此在五色上青色归属于木；在酸苦甘辛咸五味上，新鲜绿色的未成熟植物果实大部分偏酸，因而酸味在五行中属木；于空间方位而言，日出东方，与木的升发特性相似，故

东方归属于木……以此类推，将世界上的事物或现象进行类比，某一特征与木的特性相类似，则归属于木。

在人体内，木能屈能伸的特性对应五脏系统中的肝脏，中医认为肝为刚脏、主疏泄，对应木向上生长的特点，同时肝体阴而用阳、主藏血，对应木的弯曲柔韧的特点。已知肝属木，由于肝与胆相表里，在体主筋，其华在爪，开窍于目，在志为怒，因此可推演络绎胆、筋、爪、目、怒，都是属于木的。当人出现易怒、郁闷或者是肢体的痉挛、抽搐等症状，会考虑到肝或是内风，因为这在五行中都是归属于木的。

借助木在自然界和人体的曲直特性的分类方法，我们可以用于日常养生和防护。例如春天草木生发，对应肝脏的肝气也容易疏泄太过，因此可以吃一些酸味的东西收敛一下肝气。在运动方面，应该顺应木的升发之势，吸收春阳和暖之气，活动肌肤，舒展筋骨以应春发，适当的多增加步行这样的活动，舒展四肢以活络筋脉，切忌久坐。

火曰炎上

火在人类进化过程中无疑扮演着极为关键的角色。它赋予了人类祖先在漫长寒冬中生存的能力，帮助人类照亮黑暗，驱赶野兽。火还带来了烹饪方式上的熟食革命，不但解决了卫生问题，而且吃熟食可以在食物中获得更多的营养和热量。从用火开始，人类逐步告别了寒冷、黑暗、疾病和短寿的时代。而在火的使用上，从远古时期的自然火种如雷火、山火等，到燧人氏钻木取火，再到火折子、火镰等保存火种，至今天方便快捷的火柴和打火机，人类对火的使用越来越得心应手，也发明创造了越来越多关于火的使用方式以方便和丰富人类的生活。

炎，是焚烧、炎热、光明之义；上，是上升。火曰炎上，指火具有炎热、上升、光明的特性。引申为凡具有温热、上升、光明等性质或作用的事物和现象，归属于火。在对自然界长期的观察和生产实践过程中，古人将自然界中许多跟火的性质相似的物质或现象归属于五行中的火，以充实五行的理论体系。例如，夏季热烈的太阳和气候跟火炎热光明的性质相似，便将夏季归属为火；火的颜色跟太阳的颜色相似，为赤色，于是将五色中的赤色归属为五行中的火；而用火烤焦的食物品尝起来味道是苦的，因此苦味在五行之中便属火。于空间方位而言，南方炎热，跟火的温热性质相似，故南方归属于火。

将五行理论应用于人体五脏系统，心在五行之中属火。心主神明，为五脏六腑之大主，跟火光明烛照万物的特性相似，故将心归属于火。心与小肠相表里，开窍于舌，其华在面，在体主脉，在液为汗，在志为喜，已知心属火，小肠、脉、面、舌、喜与心相关，故亦属于火。

通过火曰炎上的特性，我们可以知道正常的火是上升的，是有热性的，而火邪易导致的身体症状常表现为红肿热痛。炎热的夏季，许多人容易上火，出现口舌生疮、小便短赤、心烦失眠、情绪上焦躁不安，其实就是心火太旺盛了，这时候可以吃一些苦味的东西，如应季的苦瓜来清心火。夏季炎热高温，而心为阳中之阳，在液为汗，因此不宜过度运动，出汗太过会导致心气外泄。当心火不足时，则容易出现心气不足、畏寒肢冷的表现，日常可以食用温性的食物以补心火。红色在五行属火，可以鼓舞心气，因此生活中心火不足的人还可以在色彩上多选用红色来鼓舞心气，以达到养生防护的作用。

土爱稼穑

古语云："土载四行""土为万物之母"。土地承载着人类几乎所有的基本活动，我们在大地上生活，种植收获，从事各种生产实践，大地母亲包容着我们的一切。而古人正是将土的这种特点引进了五行系统用来解释世界。

爱，通"曰"；稼，是种植谷物的意思；穑，就是收获谷物。稼穑，泛指人类种植和收获谷物的农事活动。引申为凡具有承载、受纳、生化等类似性质或作用的事物和现象，归属于土。由于中华文明发源于黄河流域一代，即中原地区，华夏民族的活动范围以此为中心逐渐向四周发散，而中原地带土地肥沃，万物繁茂，与土的生化特性相类似，故中央归属于土。同时，黄河流域肥沃土壤的颜色为黄色，因此古人将五色中的黄色归属于土。于五味而言，土的味道是甘淡的，相传古时候人们出远门时，都会随身带一把家乡的黄土，当在他乡水土不服时就将黄土煮水服下，来治疗水土不服的症状。人们发现黄土冲水的味道是甘淡的，于是将五味中的甘味归属为土。

将土爰稼穑的五行理论应用于人体，古人发现脾的生理功能和特点跟土的承载特点相似。中医认为，脾居中焦，具有运化水谷和水液的作用，能够将水谷转化为精微物质，传输到心肺，布散于全身，从而使各脏腑、组织、器官得到充足的营养。脾与胃相表里，主肌肉，其华在唇，开窍于口，在志为思；已知脾属土，胃、肌肉、唇、口、思与脾相关，因此也属于土。脾的运化功能正常，饮食物得以被充分吸收和利用，则口唇红润、肌肉健硕、食欲良

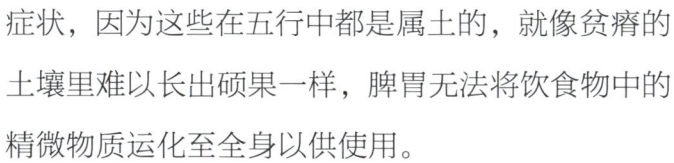

好；而当脾胃运化功能减退时，人体可能出现食欲不振、面黄肌瘦、大便不成形等营养不良的症状，因为这些在五行中都是属土的，就像贫瘠的土壤里难以长出硕果一样，脾胃无法将饮食物中的精微物质运化至全身以供使用。

当我们将土爱稼穑应用于养生防护中时，会发现许多健脾药其实都是黄色的。我们在日常生活中可以多吃一些黄色的健脾益气的食物来养护脾胃之气。比如许多人生病后就想吃一些清淡的食物，因为病后人体气机虚弱，脾胃的运化功能也随之减弱，此时清淡的食物如小米粥就是养护脾胃气机、让脾胃吸收功能增强的良药。再如黄芪也是一味健脾益气的良药，黄芪可以补脾胃，甚至可以调治胃下垂或者脏器脱垂。还有另外一味特别好的补脾胃的药，名为党参，它是黄色的、味甘甜，可以补脾胃后天之气。这些看似毫不关联的中药在中医看来都归脾胃经，正是根据它们的颜色性味在五行理论中都归属于土。

金曰从革

从，顺也；革，变革。从革，指金具有顺从变革、刚柔相济之性，引申为凡具有沉降、肃杀、收敛、变革等类似性质或作用的事物和现象，归属于金。金是指矿物冶炼出的金属，金能经受千锤百炼而成利器，能根据人的意愿而被塑造成各种形状的坚硬物质。金之质地虽刚硬，可做兵器以杀戮，但有随人意而更改的柔和之性。

因矿物冶炼过程中散发的气味是辛辣刺鼻的，因此古人将五味中的辛味归属于金，同时，矿物的冶炼需要经过一个从固态到液态再到固态的过程，在液化时大部分矿物质是白色的，故五色中的白色被归属为五行之金。日落于西方，与金的沉降相类似，故西方归属于金。于四季而言，秋季是收获的季节，同时也是万物凋零的季节，秋季萧瑟的气氛跟金的肃杀收敛之性相似，因此秋季归属于金。而金属冶炼过程中从液态到固态的过程具有燥湿的性质，加上秋季的气候干燥，故古人将五气之中的燥归属于金。

将五行之金类比于人体的五脏，肺脏在五行属金，肺气肃降，具有主呼吸、通调水道输布水液的功能，相应于金之清肃、收敛的特性，故肺属金。同时，肺主呼吸，具有"变革"的特性，肺气既能向下收敛沉降，又能向上宣发，往上升有助于浊气向外排，往下降有助于吸进清气。肺与大肠相表里，其华在皮，开窍于鼻，在志为悲。已知肺属金，大肠、皮肤、鼻、悲与肺相关，故亦归属于金。从人体气机的升降来说，肺位居五脏的最高位，更表现为对气机的降与收的作用。人身肺金之气，收敛不及，则出现汗多、头晕、发热、咳逆上气、遗泄、尿多等症状；收敛太过，则出现恶寒、无汗、胸闷等。

在养生防护上，秋天肃杀之气干燥，容易伤及娇嫩的肺脏，我们可以吃一些归肺经的白色食物如百合、梨和银耳等以润肺；同时秋季落叶纷纷容易触及悲伤之志，要保持情志的舒畅。当风寒风湿之气侵袭人体时，最先受邪的是人体的皮毛，这时可以选用葱白、生姜、辣椒等一些辛味的食材或中药来驱散寒湿之气。

水曰润下

润，即滋润、濡润；下即向下、下行。润下，指水具有滋润、下行的特性，引申为凡具有滋润、下行、寒冷、闭藏等类似性质或作用的事物和现象，归属于水。古人取北方寒冷的特点，与水的寒冷特性相类似，故将北方归属于水。而冬季天寒地冻，也具有寒冷闭藏的特点，因此冬季五行属水。从五味来说，咸味是归属于水的。五色中的黑色具有阴暗、沉静的特点，跟水润下的幽暗、极阴、极寒和隐藏等引申义对应，因此古人将黑色归属于水。

在人体内，肾具有藏精、主水的功能，相应于水之滋润、下行、闭藏的特性，故肾属水。肾与膀胱相表里，主骨生髓，其华在发，开窍于耳及二阴，在志为恐。已知肾属水，膀胱、骨、发、耳、二阴、恐都与肾相关，故亦属于水。肾主水，具有温润心火、涵养肝木的作用。而肾水要发挥温润的作用，还必须有肾中真火的温煦加热作用来将肾水上蒸以达到温润的效果。当肾水不足时,人体可能出现虚热,具体表现为腰酸背痛、头晕耳鸣、心烦气躁、失眠盗汗、舌质红、舌苔少而干等。女性会出现月经不调、月经推迟、月经量少、闭经;男性会出现早泄、不举、梦遗。而当肾阳不足时,则可出现腰膝酸软、畏寒怕冷、精神不振、舌淡胖苔白、脉沉弱无力。可兼见男子阳痿早泄,妇女宫寒不孕;或大便久泻不止,完谷不化,五更泄泻等症。

在养生防护上,我们需要做到"固肾养阳",顺应冬藏和肾主闭藏的特点。可以多吃黑色入肾经的食物以补肾精,如黑豆、黑芝麻、黑米等,还有一味补肾益精的中药——熟地黄也是黑色的。冬季天寒地冻,阳气肃杀,白昼短黑夜长,夜间阴寒尤甚,应早睡晚起以顺应自然的节律,吃一些温补肾阳的食物以预防寒邪的侵害,也可以适当吃一些咸味的食物以滋养肾脏。

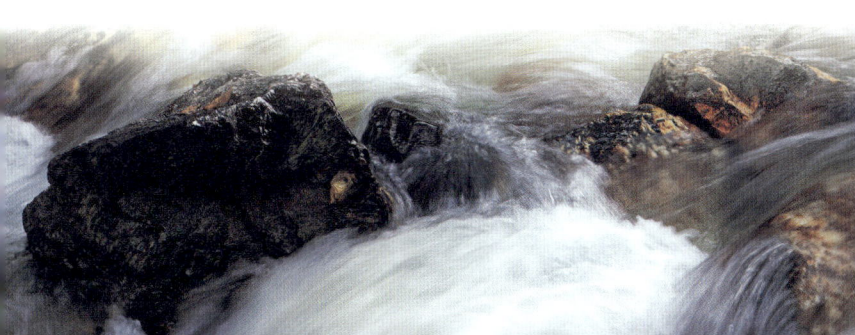

五行生克

钻木取火,来源于中国古代传说,但这种方法在几十年前的有些地方依然在使用。"水来土掩"曾是治水的方法。传说也好,经验也罢,这些都说明木与火、水与土之间的密切关系,这些关系就是五行之间的相生相克。

五行学说不仅是对自然界的各种事物和现象进行归类,还用以说明各种事物现象之间的关系。五行中的每一行都不是孤立的存在,五行之间存在着相生相克的关系,相生就是资生、助长和促进,相克就是克制与制约。具体说来,木生火,火生土,土生金,金生水,水生木;木克土,土克水,水克火,火克金,金克木。

古人用这种五行的生克关系解释不同类物质现象之间的关系。在中医学中,可以说明脏腑之间的生理关系,比如木生火,在自然界中钻木可以取火,而在人体的五脏之中,肝属木,心属火,在功能上肝主藏血,心主血脉,肝藏血充足,疏泄正常,随生理需求调节血量,有利于心主血脉。火生土,在五脏中心属火,脾属土,心阳温煦脾阳,有助于脾主运化的功能,使脾更好地运化水谷和水液。土克水,所以我们会说水来土掩,在人体中肾属水,脾属土,肾的生理功能是主水,脾主运化水湿的功能可以防止肾水的泛滥。

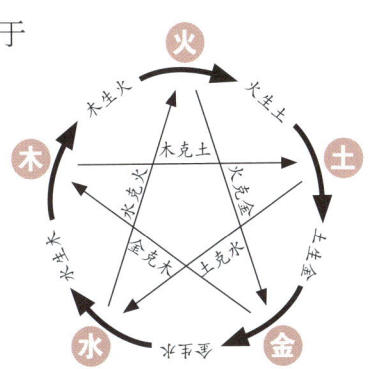

五行相生相克

当脏腑发生病变时,相生相克的脏腑之间也会相互影响。相生关系的影响经常称为"母病及子"或"子病及母"。比如当肾阴虚时,肾水不能滋养肝木,会出现肝阴不足、虚风内动的情况,临床可见低热、眩晕、耳鸣、耳聋、腰酸、遗精、口干咽燥、手足蠕动,甚至抽搐等症状,称为肾病及肝,又称水不涵木,是母病及子的一种情况。而我们生活中常见的人在大怒之后食欲不振的情况,中医学称为肝气横逆犯脾,肝属木,脾属土,即木克土的一种情况,因为怒伤肝,肝气郁结或肝气上逆,影响脾胃的运化功能而出现胸胁苦满、脘腹胀痛、泛酸、泄泻等表现。

五行的生克关系还会用于疾病的诊断防治及对预后的评估。宋代儿科名家钱乙曾有一医案如下：一小儿冬季咳嗽直至第二年春天未愈，请来名医钱乙，钱乙诊后认为是肺虚肝旺，于是用泻肝补肺法，但由于病情日久，肺极虚而肝大旺，经过三次泻肝三次补肺后仍不见好转，钱乙判断"此病必死，不可治也"。后来果然大喘而死。为什么会这样呢？因为春天在五行是属木的，而五脏之中肝属木，此病肝气旺而肺气虚，肝正当其时，愈助其旺，肺属金，原本是金克木，但春天为金衰之时，肺气更虚，这样金不能克木，反被木所侮，表现在这个病证上就是肝气更旺而肺气更虚，所以难治。钱乙还提到这种病证"病于秋者，十救三四；春夏者，十难救一"。这是因为秋天属金，肺金当时，可助逆转病势。

见肝之病，当先实脾

当五脏系统发生病变时，各脏器之间的关系是怎样的呢？古代医圣张仲景在《金匮要略》中曾言：

"见肝之病,知肝传脾,当先实脾。"这种理论的依据究竟是什么呢?我们可以从五行学说中找到答案。

古代医学家将五行学说引入中医学,通过分析五脏特性,归纳人体结构及生理功能。五脏系统是个以五脏为中心、与自然环境相联系的整体,展现了五脏之间紧密的生理联系。人体是一个有机整体,五脏之间通过五行的生克制化关系维持生理功能。在病变上,它们也会相互影响。某脏有病可以传至他脏,他脏疾病也可以传至本脏,这种病机的传移变化、相互影响称为"传变"。以五行学说阐释五脏病变的相互传变,可分为相生关系传变与相克关系传变两类。

五脏疾病按照相生关系的传变,包括"母病及子"与"子病及母"两个方面。母病及子是指疾病从母脏传及子脏。如肾属水,肝属木,水生木,故肾为母脏,肝为子脏,肾病及肝即是母病及子。母病及子多见于母脏不足累及子脏亏虚的母子二脏皆虚的病证。子病及母是指疾病从子脏传及母脏。如肝属木,心属火,木生火,故肝为母脏,心为子脏,心病及肝即子病及母。子病及母的病变包括母子俱虚、母子俱实和子盛母虚三种情况。

五脏疾病按照相克关系的传变,包括"相乘"和"相侮"两个方面。相乘指相克太过致病。形成五脏相乘有太过和不及两种情况。太过相乘是指某脏过盛,而致其所胜之脏受到过分克伐。例如,肝气过盛可导致木旺乘土,表现为胸胁苦满、脘腹胀痛、泛酸呕吐、大便泄泻等症状。不及相乘是指某脏过弱,不能耐受其所不胜之脏的正常克制,从而出现相对克伐太过。如先有脾胃虚弱,不能耐受肝气的克伐,而出现头晕乏力、纳呆嗳气、胸胁胀满、腹痛泄泻等症状,导致脾胃虚而肝乘,即"土虚木乘"。

相侮指反向克制致病。形成五脏相侮有太过和不及两种情况。太过相侮是指某脏过于亢盛,而对其所不胜之脏反向克制。如暴怒而致肝火亢盛,肺金不仅无力制约肝木,反遭肝火之反向克制,出现急躁易怒、面红目赤,甚则咳逆上气、咯血等肝木反侮肺金的症状,称为"木火刑金"。不及相侮是指由于某脏虚损,导致其所胜之脏反克。如脾土虚衰不能制约肾水，出现全身水肿，称为"土虚水侮"。

　　了解了五脏病变的传变规律，我们还可以根据五行生克乘侮理论来控制疾病的传变，"见肝之病，当先实脾"就是在肝气疏泄失常时为防止木亢乘土，在疏肝平肝的基础上，预先培其脾气，使肝气得平，脾气得健，则肝病不得传于脾。运用五行的相生相克规律还可以指导疾病的治疗原则和方法。根据五行相生关系确定的治则是："虚则补其母，实则泻其子"。包括滋水涵木法、益火补土法、培土生金法、金水相生法、益木生火法。根据五行相克规律确定的基本治疗原则是抑强和扶弱，包括抑木扶土法、泻火润金法、培土制水法、佐金平木法和泻南补北法。

03

生命要论

从古至今,人类莫不关注自身的生命,始终都在探寻和揭示生命的奥秘。从生命个体的起源看,每一个人似乎都想过同样的问题——"我从哪里来?"这既是一个医学问题,又是一个哲学问题。对生命的探索,是人类发展的一种需要,是人潜意识里的。从整个生命的起源看,有不少学者致力于生命起源的研究,"生从哪里来,死往何处去",是人们千百年来在探索的问题。就医学而言,人从生到死的生命过程是其核心的研究范围,延长生命过程和提高生命质量是其始终追求的目标。知常达变,对人体生理、生命过程的深入了解有助于更好地认识和防治疾病。

生命的起源——人以天地之气生

不同时代背景下对于生命的起源有多种观念，比如认为生命源于超物质力量的特创论，风行于19世纪的宇宙胚种论等。中国传统哲学是"生"的哲学，认为"天"生育万物；生，就是万物生长，就是创造生命。世间万物由天地之气所化生。

人是世间万物之一，从生命的起源和生命的根本而言，中医学同样认为天地之气是人类生命的最初本原，天地就是人类的父母，天地精气是构成人类生命的本原。天气和地气结合起来才有人的生命活动，即"天地合气，命之曰人"。人依靠天地之大气和水谷精气而生存，并随着四时温凉寒暑、生长收藏的规律而生活着，即"人以天地之气生，四时之法成"。因此，我们人类的一切活动都应遵循

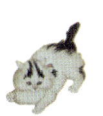
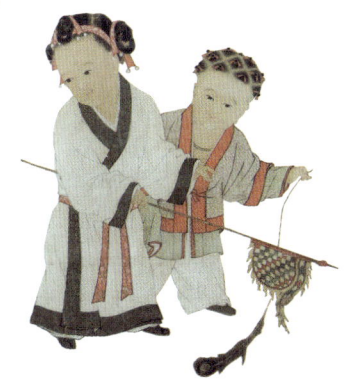

自然世界的运行规律，顺应各个季节的气候变化，才能健康地繁衍生息。

比如，夏天天气炎热，万物生长，与之相应的，人的肌肤腠理疏松，毛孔开泄，容易出汗以利于散热，维持正常的体温。夏日昼长夜短，古人就认为夏天应该晚睡早起以适应自然变化规律。夏季感冒的时候，对发汗的药物要慎重选择，因为发汗过多会损伤人体的阴液，像麻黄一类的发汗作用比较强的药物尽量不用，可用香薷代替，香薷又称为夏月麻黄。

昼夜的交替，阴气阳气的盛衰变化对人体的生理也有一定的影响。在白天，机体的阳气多趋于体表；天亮时分，阳气逐渐升发生长，中午阳气旺盛，到日暮时分，阳气收敛，汗孔随着关闭；在夜间阳气又多趋于内里。但由于昼夜寒温等气候参数变化在幅度上不像四季气候那么明显，所以这种影响有时很微弱，往往不容易被机体察觉出来。昼夜晨昏对生理的影响这一点，恰恰揭示出了人体生命的一些极其重要的深层次的规律。临床观察人体有数十种生理功能比如呼吸、血液循环等都有昼夜的周期变化。

中医学对人类生命整体和根本的认识，决定了对生命个体的认识，所体现的是崇拜生命、尊重生命、关爱生命的"生生之道"。

生命的历程——生长壮老已

生命是一条宽阔的江河，每一节点、一股支流都代表一段经历。中医学将人的个体生命过程分为生、长、壮、老、已5个阶段，每一阶段都有各自的特点，而阶段的划分是依据生长的变化与精气的盈亏所决定。

生，人的个体生命，直接来源于父母的精气。父母之精是人体生命的本原，先天之精决定了人的先天禀赋，是后天体质、身体状态以及寿命的先决条件，是健康成长、发展的前提。中医学对先天禀赋的重要性早有认识，十分注重优生优育的条件和时机，早有"三十而娶，二十而嫁"的说法，并且说"男女同姓，其生不蕃"，以反对近亲结婚。

长，人出生之后，首先要经过初生、乳儿、幼儿、幼童、学童等阶段，这一时期统称小儿。由于小儿形体生长快速，神智富于变化，古代医家常以"变蒸"来解释这种变化过程和特点。所谓变蒸，即小儿每隔一个阶段，就会出现一些明显的神智变化，有时伴有一些轻微的类似疾病的症状。通过几次变蒸，小儿的形体与神志逐步趋向完善，然后进入由婴幼儿到青年的成长期。

壮，人的身体长成后，逐步由青年进入壮年时期，身体达到最强盛的状态，身强体壮，较少生病。这一时期，男女差别非常明显，女子出现月经、胎孕、产育、哺乳等有异于男子的特殊现象。

老，身体壮极的同时，也是衰老的开始，中医学认为，人体出现衰老，实际上是五脏的精气由盛而衰。为了延缓衰老，中医学总结了一整套健身防病、抗老延寿的方法并加以实践，即所谓"养生"。中医学养生强调顺应自然，如在一年四季中，提出

"春夏养阳，秋冬养阴"的基本原则；在饮食方面，认为饮食应当有所节制，没有偏嗜等，这些都是行之有效的养生原则与方法。

已，生命有始有终，死亡是人类永恒的话题。中医学讨论死亡的实质、原因、征象等，目的在于更好地防病治病以养生。中医学认为，人的寿夭取决于多方面的因素，如先天的遗传因素、后天的养生与调养、对疾病的防治以及生活环境等。从先天禀赋的角度讲，个体差异较大，其原因在于五脏六腑禀赋有强弱，脏腑之气的盛衰是人体强壮的根本，也是寿命的根本。从后天调养的角度讲，善于养生则能长寿，不善于养生则易夭折。

成长中的"七七八八"

生命是一个过程，在这个过程中，每个年龄段的生长变化是不同的，这种不同有一定的规律性，中医学认为这种规律在女性以七年为一周期，男性则是八年，这也就是中医认识生命中的"七七八八"，这种说法源于《黄帝内经》。

女性七岁左右时，头发生长加快，牙齿开始更换。十四岁左右时，月经初潮（现在随着营养水平的提高，女孩初潮年龄较此有所提前），可以怀孕、生育。二十一岁左右时，发育基本完成，已经是成年人。二十八岁左右，筋骨肌肉壮实，身体达到最佳状态。三十五岁左右，颜面出现皱纹，不再丰盈，头发开始掉落。四十二岁左右，开始出现白发。四十九岁左右时，主管女性发育的任脉虚衰，这个时候会出现一些特别的表现比如月经不规律直至绝经、潮热、心慌、情绪波动大等，也就是我们常说的更年期。之后，女性生理特征就不那么明显了。

男性与女性不同，八岁左右时与女性七岁左右表现相似，乳牙掉落，更换恒牙，头发也开始变得乌黑油亮。十六岁左右时，进入到青春期，第二性征发育，拥有生殖能力。二十四岁左右，筋肉骨骼强而有力，身体发育完成，基本不再长高。三十二岁，肌肉粗隆，骨骼发育强健。四十岁左右，肾气开始衰退，开始出现脱发，牙齿不再坚实。四十八岁左右，阳气衰减，颜面肌肉松弛，白发盈满双鬓。五十六岁左右，行动迟缓，形体走向下坡路。六十四岁左右，头发和牙齿都大量减少，这个时期也会出现情绪波动等变化，所以说男性也有更年期，但由于和女性周期不同，在年龄上来看出现得较晚一些。

中医的这种"七七八八"，虽然每个人不尽相同，但大体遵循此规律。我们也可以据此在每个时期进行不同的养生与调护。随着生活水平和日常养护水平的提高，以及人类寿命的延长，这种"七七八八"有些特征也在延后，比如牙齿脱落的时间等。需要说明的是，女子"七七"、男子"八八"是对生理特征的概括，与男女寿命长短无关。

形与神俱

中医学认为人是一个有机的整体。这个整体不仅包括人体脏腑组织器官的整体性，还包括人体形与神的一体性，也就是中医常说的形神一体观，即形与神俱。形体与精神，是生命活动的两大基本要素。

形，即形体，指人在形体上的结构与人体自身的物质基础，包括肢体躯干上的所有器官及存于其中的精气血等物质。形是生之本，没有形，生命将不存在。神，包括精神、神智，神的内涵是广泛的，既是一切生理活动、心理活动的主宰，又包括了生命活动外在的体现，其中又将精神、意识、思维活动归纳为狭义的神的范畴。

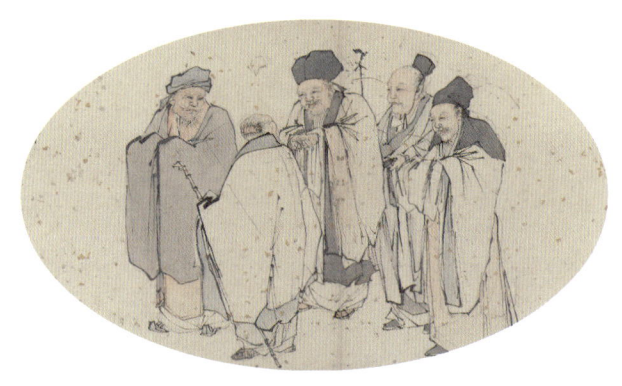

这样形与神俱就很好理解了，于形要确保人体躯体、器官的完整性，于神要确保精神情志正常，故形神俱在，相互依存，紧密联系，互相制约，共同保证身心的正常活动。

在人体正常生命活动中，形体与精神不可分离，且相互影响。"形为神之宅，神为形之主"，形为神的宅邸，以供神藏舍；神又为形提供主动性，促进形体活动。书圣王羲之在年轻时，练字十分刻苦，因为心思全在书法上，用馒头蘸着墨汁吃了满嘴，这就是"神不守舍"的表现。阿尔兹海默病的老人，由于大脑神经衰退，记忆神经元减少，神经功能障碍产生，最终危及生命，形随神终。

在形神二者的影响关系中，形健则神旺，形衰则神惫，身体状态好了，应变能力也随之增强，不论学习还是生活质量都能提高，如果肉体消亡，也就无所谓精神的存在。但是，神作为生命活动的主宰，对生命活动具有调节的作用，精神情志对身体的影响十分重要。"心伤则神去，神去则死矣"，神是生命活动的主宰，又是生命活动的总体现，对人体生命活动具有重要的调节作用，神可以调节脏腑功能及精气血津液的代谢，使之处于正常状态，以维持人体的生命活动。

因此，形神合一，可以作为一种健康生活或养生方式。在日常生活中，注意形体的养护、心理的健康，做到形神共养，方能协调发展，健康长寿。

"精""气"字形中的中医理论

精与气，作为古代哲学中重要的概念，在前几章节均出现过,也进行过简短的论述,但未从其源头详尽解释。这里,我们从字形、字义出发,对精、气中的中医理论进行详细剖析。

精,首见于战国时期,有左右、上下两种结构,都是"米"与"青"的组合,自出现伊始,就与现在的字形大致相似。在字义上,《说文》解释为"择也",也就是选择。"青",意指精致的、最好的。因此不论是字形还是字义,精字的含义都是从米中选择精粹部分,挑选其中最纯粹、纯净的部分。

气,最初在甲骨文中,是三条横线,类似天上的云气漂浮。后来被引申同"乞",表乞求之意,遂用"氣"来表示原云气之意。如今,气字表示一切气体,既包括空气、雾气、水蒸气等自然之气,也包括中医里的营气、卫气、呼吸之气等。自然中的气升降浮沉,人体中的气升降出入,既相似,又相互联系。

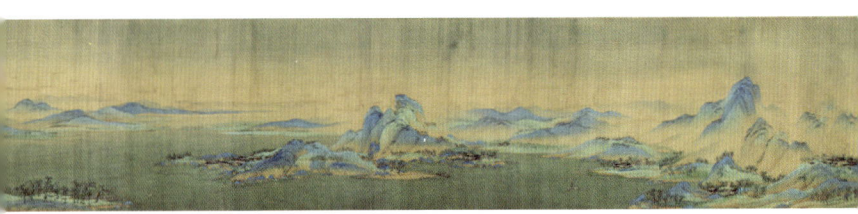

在中医学中,精有广义和狭义之分。广义之精是人体之内的血、津液、髓以及水谷精微等一切精微物质。狭义之精仅限于先天之精、水谷之精、生殖之精及脏腑之精。气也是构成和维持人体生命的基本物质,在人体内运动不息,活力不止,循环往复。

先天之精化生先天之气,水谷之精化生水谷之气,结合自然界中的清气,形成后天之气。先天之精,来自父母遗传;水谷之精,是我们日常生活中的饮食;自然界的清气,就是我们的呼吸之气。精字中的"米",指水谷之精;"青",指自然界的清气。繁体字"氣",是由"米"和"气"字组成,二者在字形中相似,字义也几乎相同,可见在两字的创立之初,就有极强的关联性。以"米"所代指的饮食五谷,和与"青""气"所代指的自然清气,加上先天之精,共同构成人体精气,维系人体生理活动与生命进程。

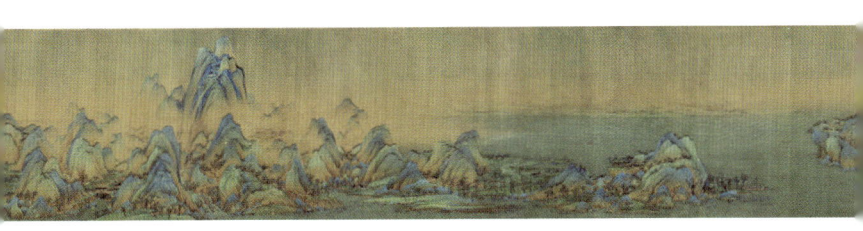

血气方刚的理论依据

日常生活中形容一个年轻人精力旺盛我们会用到"血气方刚"这个词，中医认为气、血与人的精力有着密切的关系。

气在中国古代哲学中是一个非常重要的范畴，是构成世界万物的本原。中医继承和发展了哲学的思想，将其应用到医学中，形成了中医学的气的概念。中医学从天人合一观出发，用气的范畴论述天地自然和生命的运动变化规律。

中医学认为气是构成人体的本原，血是循行于经脉中的富有营养的赤色液态物质，气和血是构成人体和维持人体生命活动的基本物质。人的生命活动与自然界息息相通，人必须摄取天地自然之气才能生存。如人需要呼吸自然界的空气，需要吃自然界的五谷杂粮肉禽等各种食物，通过我们脏腑的消化吸收将其变为人体生命活动需要的气血津液等，再运送至全身，以维持生命活动。

气可以促进人体的生长发育，维持脏腑、经络、肢体、官窍的功能活动，推动精血津液的生成及运行输布，气能温暖身体，抵御外邪，气还能固护人体的液态物质防止流失。

血循行于经脉之中，全身内外、上下，无所不至，全身各部无一不受血的濡养而发挥功能，如目能视，鼻能嗅，耳能听，喉发音，手取物等。血的濡养功能正常，人就会表现为面色红润，肌肉壮实，皮肤和毛发润泽，感觉灵敏，运动自如。人体的精神活动也须得到血的濡养，人体血气充盛，血脉调和就会精神充沛，神志清晰，感觉灵敏，思维敏捷。

中医学认为青壮年时期，也就是前面提到的女子三七、四七，男子三八、四八之时，正是身体发育的最佳年龄，是气血最充盛的时期，气血的各种功能在机体上得到最大的发挥。从身体上看这时筋骨肌肉壮实有力，精神方面此时精力最为充沛，思维敏锐。

"刚"，有强劲之意，血气方刚即血气最为充实强劲，自然也是精力最为旺盛之时，用以形容年轻人正是取自这个含义。

生津以解口舌燥

夏天大量运动后,秋天天气干燥时,北方冬季送暖后的房间内,如果不及时补充水分,很快就能体会到"口干舌燥"的感觉。我们常听到"生津止渴"这个方法,为什么干燥就会口渴?为什么生津可以止渴?这要从了解"津液"这一中医名词开始。

津液是津和液,是人体各种正常水液的总称。津液所包括的内容非常广泛,除血液之外,其他所有正常的水液均属于津液范畴:包括各脏腑官窍内的液体,如胃液、肠液;也包括各种正常分泌物,如唾液、泪液等;还包括代谢产物如尿液、汗液等。津液以水分为主体,含有大量营养物质,是构成人体和维持人体生命活动的基本物质。津与液虽同属水液,但在性状、功能及分布部位等方面又有一定的区别。

津液可以滋润濡养身体各部,如使皮肤滋润、肌肉丰润、毛发光泽,注入孔窍使口、眼、鼻等九窍湿润,流入关节使关节滑利,以及充养骨髓和脑髓等。津液可以化生血液、充养血脉，所以中医有"津血同源"之说，有失血之后不能发汗的禁忌。津液可以调节阴阳和排泄废物，如寒冷的时候，皮肤汗孔闭合，津液不能借汗液排出体外，而下降入膀胱，使小便增多；夏暑季节，汗多则津液减少下行，使小便减少。当各种原因引起人体津液损伤时，津液的滋润濡养作用不能正常发挥，就会出现口干舌燥等不适感。

津与液的区别

	津	液
功能	滋润为主	濡养为主
属性	阳	阴
性状	质地较清稀，流动性较大	质地较浓稠，流动性较小
布散	体表皮肤、肌肉、孔窍、血脉	渗入灌注于骨节、脏腑、脑、髓

如感受热邪后高热多汗，人体的津液受损，就会出现口干喜饮的症状，这时可以使用清热生津的方法，用白虎汤、竹叶石膏汤等方剂加减治疗；当出现神情疲乏、声音低微，伴有自汗的咽干口渴症状时，则用益气生津的方法，常用人参、麦冬、五

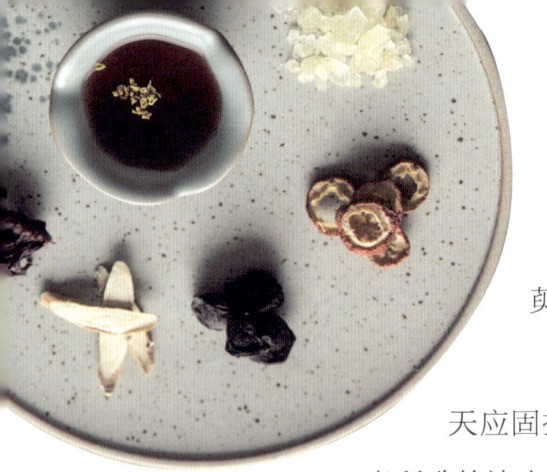

味子、黄芪、山茱萸等药。

在养生方面,春天应固护肝气,防止肝阴虚所致的津少目疲;夏天及时补充水分,防止缺水,适当饮用酸梅汤消暑生津解渴,但切忌贪凉饮冷,损伤胃气;秋天降水减少,燥邪易伤人体,适当饮用银耳莲子汤、秋梨膏、菊花粥等药膳以滋阴、生津、润肺;冬天饮用蜂蜜水有利于养津。

脏腑曾经是"藏府"

中医关于脏腑功能的理论,被称为藏象学说。藏是指藏于体内脏腑的运动,象是脏腑功能所表现于外部的征象,因此藏象学说就是人体内各个脏腑的生理功能、病理变化及表现于外的所有现象。

脏腑,即五脏六腑与奇恒之腑,五脏包括肝、心、脾、肺、肾,六腑包括胆、小肠、胃、大肠、膀胱、三焦,六个奇恒之腑为脑、髓、骨、脉、胆、女子胞。

在很多中医古籍中，脏腑常被写作"藏府"。"藏"有隐藏、贮藏之意。五脏有化生与贮藏精气的作用。如脾能够运化水谷于周身，但不能贮存于内部。"府"是收藏的处所。六腑多为中空器官，其主要功能是传化谷物而不贮藏精气于内，没有藏精的功能。如胃能够储存并消化水谷，但不能贮存精气，依靠脾的运化作用而上腾下达。奇恒之腑，在生理功能上，能够贮藏精气；在形态上又中空，似脏非脏，似腑非腑。

"藏"是中医学特有的概念，不仅是一个解剖学概念，更是一个功能单位的概念。如心"如倒垂莲蕊"的形态及"主血脉"的功能，无疑是通过解剖分析发现的，而其"主神志"的功能则是通过整体观察推理而发现的。藏象系统广义上指五个生理功能系统，即心、肝、脾、肺、肾五个系统，这五个系统的"象"不仅包括表现于外的征象，也包括将五个系统与外部环境相类比所获得的比象，如土在自然中的性质是生化、承载，托举生灵，与脾在人体内的运化功能类似。脾运化水谷，居于中焦，向四周布散营养，发挥"中央土以灌四旁"的功能，因此脾的五行属性为土。

藏象学说的形成，首先是来自古代解剖学的认识。春秋战国时期，古人对脏腑的形态已有了一定的认识，并应用于医疗实践，如《史记·扁鹊仓公列传》记载了上古时期的名医俞跗已能对人体实施剖腹治疾，《黄帝内经》《难经》对脏腑的形态都有论述，内容包括形态、重量、容量、色泽等。中医学对人体脏腑生理功能的一些较为简单的认识，如心主血脉、肺主呼吸、胃为水谷之海、大肠主传化糟粕等，大多是在形态学知识的基础上建立的。

古代解剖学是比较粗浅的，对人体复杂深奥的生理病理现象还难以作出明确的解释。因此，古人通过对人体生命现象的整体观察，分析人体对不同环境条件和不同外界刺激所作出的不同反应，来认识人体的生理、病理规律。如在已知肺主呼吸的基础上，发现人体体表受寒时，会出现鼻塞、打喷嚏、咳嗽等症状，推理出"肺主皮毛""开窍于鼻"。又如观察分析人在悲哭时出现抽泣，喜时心胸舒畅，发怒时面红目赤，思虑过度时食欲减退等现象，推理得出五志分属五脏的理论。

经过古代哲学思想的长期渗透，人们将阴阳、五行学说融入中医学，对藏象的理论体系归纳总结。这些理论在历史的长河中相互交叠影响，最终形成藏象学说的理论架构。

不得不说的"心事"

"心神不宁""满心欢喜""心事重重"这些与精神情绪相关的词有一个共同特点，就是都有"心"字。这就要说一说中医学中与"心"相关的理论。

心为五脏之一，在五行中属火，称为火脏，为阳中之阳。

中医认为心有两个功能，心主血脉和心藏神。心主血脉，是指心能够推动血液在脉道中运行，调控心脏的搏动，维持血液运行与脉道通利。血液在脉道中循行，输送营养物质于全身，濡养全身的脏腑、肢节、官窍。心被称为"五脏六腑之大主"，与其主血脉功能，即生血和运血功能有一定关系。心主血脉的功能正常，全身各脏腑、形体、官窍才能发挥其正常的生理功能，使生命活动得以继续。

若心主血脉的功能发生障碍，就会影响到各脏腑、形体、官窍，可出现胸闷气短、面色少华的心气不足证，也可出现面色紫暗、舌质瘀紫的心血瘀阻证；相反，如果在诊察时发现患者脉虚无力或脉细涩，并有心系病证的表现，也可诊断出心的生理功能失常。一旦心脏搏动停止，全身脏腑、形体、官窍的功能便会丧失，生命活动也随之结束。

心藏神，又称心主神明，指心主宰意识、思维等精神活动的功能，因此心又被称为"神明之府"。心是可接受外界客观事物刺激并作出反应，进行心理、意识和思维活动的脏器。这一复杂的精神活动实际上是在"心神"的主导下，由五脏协作共同完成的。因为心为藏神之脏，所以情志所伤，首伤心神，次及相应脏腑，导致脏腑气机紊乱。

名医张元素在学医的过程中，曾梦到有人将其心剖开，放入书籍，醒后茅塞顿开，豁然开朗，有这样的梦境与理解正是缘于中医"心主神明"的理论，中医认为与精神情志有关的活动都归于"心"的功能。所以古人常用拥有一颗"七窍玲珑心"来比喻人心思细腻通透、聪颖敏锐。至明清时期，有医家把听、视、嗅等感觉功能与舌的言语功能归于脑，提高了对脑的功能的认识，特别是清代王清任提出"灵机记性在脑不在心"，进一步将脑的功能扩大。

细说肺腑之言

"肺腑之言""沁人心肺""别具肺肠"，生活中有许多与"肺"有关的成语，传统文化与中医息息相关，肺在中医里也有着重要地位。

肺属中医五脏之一，在人体中，肺位于胸腔，左右各一，覆盖于心之上，经肺系（气管、支气管等）与喉、鼻相连，所以喉是肺的门户，鼻是肺的外窍。

肺主要有两个功能，一是掌管呼吸与一身之气，二是调节水道。肺是人体最大的呼吸器官，它负责吸入自然界的清气，并把清气与体内的营养物质结合，形成气血，供应全身。同时，肺还负责将体内的浊气排出体外，以保持气机的通畅。肺还具有调节水道的功能，负责把体内的水液合理分配和排泄，保持体内水液的正常循环。

肺与人体的健康息息相关，肺的呼吸失常，不仅影响一身之气的生成，导致一身之气不足，即所谓"气虚"，出现少气、声低气怯、身体倦怠乏力等症，而且影响一身之气的运行，导致各脏腑经络之气的升降出入运动失调。如果肺调节水道的功能异常，会出现水液代谢异常以致痰饮、水肿等病证。

在五脏之中，肺的位置最高，故而有"华盖"之称。肺又能行水，所以又被称为"水之上源"。生理上，肺脏娇嫩，吸之则满，呼之则虚；病理上，外感六淫之邪从皮毛或口鼻而入，抑或内生邪气、脏腑病变，都特别容易侵犯肺脏。肺脏的病变易发生咳嗽、气喘、咯血、失音、肺痈、肺痿等病症。因为肺脏娇嫩的特点，治疗上有"治上焦如羽，非轻不举"的说法，意思就是用药以轻清、宣散为主，过寒过热、过润过燥之剂都不合适。

宣发与肃降失常又是相互影响，同时并见的。如外感风寒导致肺的宣发功能障碍而出现胸闷鼻塞、恶寒发热、无汗等症，同时也可引起肺的肃降功能失常而伴有咳嗽、喘息。人体脏腑气机的运动规律，一般是在上者宜降，在下者宜升，肺在五脏中位置最高，是以清肃下降为顺的。

肺与皮毛相互为用，又称"肺主皮毛"。肺气宣发，宣散卫气于皮毛，可防御外邪侵袭；肺将津液和部分水谷精微向上向外布散至全身皮毛肌腠，使皮肤红润、毛发有光泽，反之则枯槁不泽。而皮毛也能宣散肺气，以调节呼吸；同时，皮毛如果感受邪气，可内传于肺。如寒邪侵犯体表，可见恶寒发热、头身疼痛、无汗、脉紧等症，病邪入里伤及肺脏，就会伴有咳喘等症。所以我们在治疗外感表证时，解表与宣肺两种方法常同时采用。

鼻是呼吸之气出入的通道，与肺相连，所以称鼻为肺之窍。临床诊疗时常把鼻的异常变化作为诊断肺病的依据之一，而治疗鼻塞流涕、嗅觉失常等病症，又多用辛散宣肺之法。

过度悲哀或过度忧伤，属不良的情志变化，对人体的影响主要是损伤肺精、肺气或导致肺气的宣降运动失调。悲伤过度，可出现呼吸气短等肺气不足之症。反之，肺精气虚衰或肺气宣降失调时，机体对外来非良性刺激的耐受能力下降，易产生悲忧的情绪变化。比如大家熟知的《红楼梦》中所描写

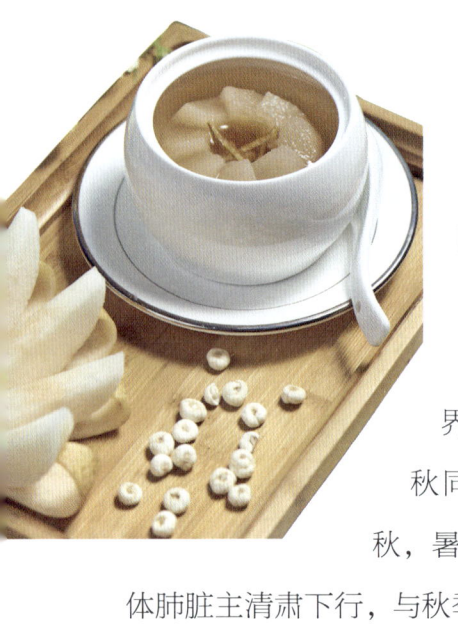

的林妹妹,一生悲忧,所以终年咳嗽,缠绵难愈。

中医认为五脏与自然界四时阴阳相通应,肺与秋同属五行之金。时令至秋,暑去而凉生,草木凋零。人体肺脏主清肃下行,与秋季之肃杀相应。至秋养生,人气应当顺应秋气而渐收。治疗肺病时,秋季也不可过分发散肺气,而应顺其敛降之性。此外,秋季气候多清凉干燥,而肺是喜润恶燥的,故秋季易见肺燥之证,临床常见干咳无痰、口鼻干燥、皮肤干裂等症。可在秋季适当食用具有润肺、养肺作用的食物,如梨、百合、蜂蜜、萝卜等。

凭后天之本问尚能饭否

民以食为天,人们的日常生活离不开食物的摄入,而食物的消化吸收依赖脾胃。脾胃将摄入的水谷转化为营养物质,来满足生命活动的需要,所以能否进食、进食香不香的关键在于脾胃。

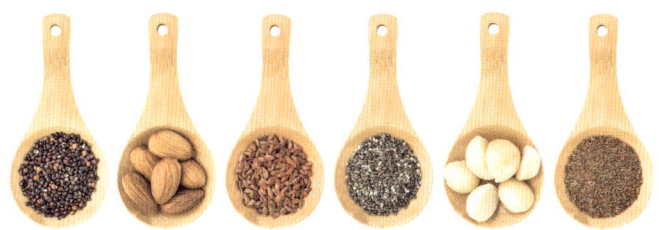

中医学认为,脾为气血生化之源,后天之本。运化是脾的重要生理功能,饮食物进入人体后,脾通过运化功能将其转化为精微物质,再通过散精功能上输于肺,通过肺的宣发肃降功能运送至全身,来滋养五脏六腑、筋肉皮毛。脾的运化功能正常,称为"脾气健运",此时可以正常饮食,所转化的水谷精微可以为精、气、血、津液的化生提供原料,所以脾为气血生化之源。人体得到足够的营养物质才能发挥正常的生理功能,生长发育,故脾又被称为后天之本。若是脾的运化功能失常,则称"脾失健运",此时食物的消化吸收出现问题,表现为食欲不振、腹部胀满不适、大便稀、大便不成形等,且此时气血生成也会减少,身体其他脏腑随之虚弱,故而脾虚则身体虚。

肾为先天之本,脾为后天之本。肾气是我们从父母那里遗传而来，一个人的先天禀赋如何，出生时就已基本注定，可能难以改变。但后来的生长状况，与脾胃息息相关，先天不足的，可以通过后天调养脾胃补其不足，照样可以延年益寿。纵观中医的发展史，脾胃的重要性一直被历代医家医派所认同，如医圣张仲景所言，"四季脾旺不受邪"，他认为脾胃的功能旺盛，人就不容易受到病邪侵袭。又如以李东垣为代表的补土派，善用调理脾胃之法来治病，认为百病皆是脾胃虚衰引起的，可以通过调理脾胃来治病养生、益寿延年。

脾胃强则身体健壮，有人会通过自己的脾胃能力来证明身体强壮。如"廉颇老矣，尚能饭否"这个典故，廉颇通过吃一斗米、十斤肉的方式来向赵王证明自己虽老但身体强壮，可以披甲上马。脾胃为健康之根，日常养生须先调养脾胃，脾胃运行正常才能保证气血充沛、身体健康。

肝胆相照中的脏腑关系

"肝胆相照"是说两人真心诚意、坦诚相见，这说明肝与胆有着非常密切的关系，这个密切的关系在中医学中也是说得通的。中医学认为，肝与胆，通过经络的联属功能，相互属络，构成表里关系。二者的关系主要表现在同司疏泄、共主勇怯两方面。

同司疏泄，是指肝分泌并疏泄胆汁，胆具有贮藏和排泄胆汁的功能。胆汁，又称为"精汁"，由肝之余气汇聚而成，在肝的疏泄作用下，进入胆中，并排泄进入小肠，参与饮食物的消化吸收。肝气疏泄，畅达气机，促进胆汁的产生与排泄，而胆汁的正常排泄，又能促进肝的疏泄功能，二者相互配合。如果肝失疏泄，气机失调，导致胆汁淤积，会出现结石、黄疸等症状；若湿热郁结，胆汁排泄失常，肝失疏泄外溢，也会出现黄疸。

肝与胆的关系还表现在共主勇怯上。《素问》中提到："肝者，将军之官，谋略出焉。胆者，中正之官，决断出焉。""将军之官"，是指肝具有统率之性，肝气疏泄，畅达全身气机，且肝五行属木，木曰曲直，能屈能伸，升则条达舒畅，因此主司谋划，调节情志，调控血液；胆气的强弱决定人行事果断还是犹豫不决。

除了肝胆，其他脏腑比如心与小肠、脾与胃、肺与大肠、肾与膀胱也存在互为表里的关系。以脾胃为例，首先，脾胃在水谷纳运中协调合作。脾主运化，转输布散精微，促进胃的吸收；胃主受纳水谷，为脾的运化功能提供支持。其次，在气机升降中相配合。脾气主升，将水谷精微向上输布；胃气主降，将受纳而来的水谷向下通降至小肠、大肠、膀胱。最后，脾胃在阴阳中燥湿相维系。脾为阴脏，运化水饮，若湿邪困脾易致病，因此喜燥恶湿；胃为阳腑，易生燥，胃火炽盛易损伤脾胃，故喜润恶燥。

脏腑关系，还包括脏与脏之间的关系，腑与腑之间的关系。五脏间相互资生，互相协调，又彼此制约。如心与脾之间，主要表现在血液的生成与运行的关系。血液在脾的运化作用下，由饮食水谷转化为水谷精微，并上升至心肺，"奉心化赤"，由心火的作用化为红色血液。血液的运行，有心气的推动作用，也有脾气的统血功能，统摄血液，防止血液溢出脉外。

六腑之间的关系，主要表现在饮食物的转运、消化与吸收当中。饮食水谷进入胃中，在胃中被初步吸收，并在胃气的作用下形成食糜，转输至小肠；小肠受盛化物，进一步消化，并对精微进行吸收，转入大肠；其中三焦转输水液进入膀胱，形成尿液，从尿道排出；糟粕在大肠中被进一步消化，吸收水分，最后形成粪便，从肛门排出体外。

耳聋眼花与肝肾

"生长壮老已"是生命的过程，随着年龄的增长，人体逐渐出现衰老之象，常见的一个表现就是耳聋眼花。究其原因，还要从人体脏腑与官窍之间的关系说起。

眼睛和耳朵，是肝、肾所通之窍。窍，即官窍，指人体头面五官与九窍。五官我们都熟悉，包括目、舌、口、鼻、耳；九窍是眼、耳、鼻六窍，口一窍，与前后二阴共九窍。肝开窍于目，肾开窍于耳及二阴，随着年龄的增长，肝血不足，肾气虚衰，耳聋眼花逐渐显现。

目，即"精明"，是人的视觉器官。眼睛发挥视觉作用，依赖肝气的疏泄与肝血的濡养。肝主疏泄，调畅气机，肝气充足，则视物清楚；肝血能够濡养肝及其形体官窍。肝气郁结，日久郁而化火，可致目晶昏蒙不清；肝血亏虚，则出现双目干涩、目眶疼痛；肝风内动时，易出现双目上视、目晶上吊等症状。

耳，是人的听觉器官，依赖于肾精、肾气的濡养，肾精及肾气的充盈与否与听觉相关联。肾精充足，则髓海得养，听觉敏锐；肾精、肾气不足，则会出现听力减退、耳鸣，甚则耳聋，这种情况多出现在老年群体中。

除了肝与肾，心开窍于舌，脾开窍于口，肺开窍于鼻。心开窍于舌，舌为心之苗，舌主司味觉与语言，有赖于心气的推动。肺开窍于鼻，清气由鼻吸入肺中，呼出浊气，吐故纳新，实现机体与外界的气体交换。脾在窍为口，食物由口入脾胃，进行消化吸收。若脾气健运，则口唇红润有光泽。

除官窍外，五脏在形、志、液、时等方面均有通应。五形，指筋、脉、肉、皮、骨；五志，指怒、喜、思、悲、恐；五液，指泪、汗、涎、涕、唾；五时，指春、夏、长夏、秋、冬。如心在体合脉，在志为喜，在液为汗，在时为夏。心在体合脉，是指心与脉道的联系密切，心主血脉，心气推动血液在脉道中行走，循环往复，全身血脉归属于心。心在志为喜，喜是心气正常运行所产生的良性反应，情绪正常，神气有余，则喜笑不休。心在液为汗，是说汗液是心气、心血所化生，津液与血液同源，血液的生成和运行正常，则汗液化生有源。当津液大量亡失时，心气与心阳也会无所依而产生心阳暴脱的情况。心应时为夏，是指心与夏季相通应。心为火脏，为阳中之阳，与夏季相匹配。

学医不知经络，开口动手便错

经络是中医特有的重要理论，经络学说是包括经络系统组成、分布、功能及与阴阳、脏腑、官窍关系的基础理论。

经络系统主要包括经脉和络脉。经脉包括十二经脉、奇经八脉和十二经别。十二经脉包括手足阴阳经脉，共十二条，与脏腑阴阳相联系。饮食水谷化生的精微循经依次流注，如环无端，形成一个闭环，所以经络是气血运行的主要通道。奇经八脉交叉贯穿于十二经脉之间，加强了十二经脉的联系。十二经别是从十二经脉中别出的经脉，可以连接十二经脉。

络脉分布在经脉之间，网络全身各个部位。通过络脉，气血得以沟通，形成了气血流动的循环系统，这一系统的畅通与否直接关系到身体各部位的气血供应情况。络脉沟通脏腑、肢节，对于维持生理功能起着重要作用。

经络是人体的重要组成部分，是脏腑与肢节官窍联系的枢纽，也是气血灌注于脏腑官窍的主要通道。经络学说被广泛应用于治疗中，是指导针灸推拿及药物治疗的理论基础。

经络学说，可以阐释疾病的病机与发展。在疾病发生时，外邪由外入里传变，最后传入脏腑。疾病的传变，可以循经传变，也可以越经传变，相表里的经脉也会相互传变。因此，诊断与治疗疾病时，可以根据经络，判断疾病的传变，并加以治疗。当胸部的虚里穴附近疼痛，痛连左手臂与小指时，很可能存在心脏疾病；心火亢盛的患者，除发热、心烦、口舌生疮的表现，心经有热还会下移小肠，表现为尿赤涩痛、尿道灼痛等。根据经络循行部位及所属脏腑，可以判断疾病的病位、性质与轻重，并在此基础上进行治疗。

在临床上，可以通过针灸、推拿刺激特定经络上的穴位，调整气血、网络脏腑、协调阴阳，以达到治疗疾病、促进身体健康的效果。例如足三里穴，是足阳明胃经上的穴位，针刺可以治疗胃部不适，对腹胀、便秘有双向调节作用，也可以作为保健穴位经常按摩。运用艾条或艾炷，在施术部位上进行物理刺激，能够调节病患部位的温度，调节免疫功能，并与针刺相辅助，相互补充，发挥整体治疗效果。

04

病从何来

中医学历来重视病因在疾病发生、发展变化过程中的作用，认为任何临床症状和体征都是在某种病因的影响和作用下，患病机体所产生的一种异常反应。病从哪里来，是中医研究的重要问题，也是中医防治疾病过程中必须确定的问题。

中医学通常认为病因有外因、内因、其他因素等。本章从与生活息息相关的日常话题切入，重点讨论哪些因素会导致疾病的发生，以及如何引发疾病。

六气与六淫

"寒来暑往，秋收冬藏"，《千字文》中这句我们非常熟悉的话，指出了寒暑正常的气候转化，以及所带来的万物生长收藏变化，这是人类赖以生存的必要条件。古人将不同属性的气候归纳为"风、寒、暑、湿、燥、火"六类，称为"六气"。人类长期生活在自然环境中，对其产生了一定的适应能力，一般不会生病。但在自然界气候异常变化，超过了人体的适应能力，或人体的正气不足，抵抗力下降，不能适应气候变化而发病时，六气则成为病因。此时，伤人致病的六气便称为"六淫"，淫即过度之义。

"春风又绿江南岸"，风为春季的主气。如果风气伤人致病，则称为风邪。风邪引起的疾病四季都可见，但以春季多见。风善动而不固定在一处，这使得风邪导致的疾病具有病位游移无定处的特点，比如风疹块（荨麻疹）风团没有固定的位置。还有些风邪导致的疾病症状以动摇不定为特点，如眩晕、抽搐、肌肉颤动等。

"寒天催日暖",寒是冬季的主气。寒邪致病以冬季多见,也可见于其他季节。如气温骤降、涉水淋雨、汗出当风、空调过凉等,是感受寒邪的重要原因。疼痛是寒邪致病的重要临床表现。因寒而痛,得温则减,遇寒增剧。比如受凉导致的肚子疼,喝点热水或用热水袋暖一下就可以缓解一些。另外,寒还有"收缩"的作用,如果是血脉挛缩可以表现为头身疼痛等,如果是筋脉收缩可以表现为关节屈伸不利等。

湿为长夏的主气。长夏即夏秋之交,是一年中湿气最盛的季节。湿邪为病,长夏居多,但四季都可以发生,多由气候或居处潮湿、涉水淋雨、水中作业等环境中感受湿邪所致。湿邪引起的疾病有沉重、黏腻等特点,比如四肢酸楚沉重、面垢增多、病情缠绵难愈等。

燥为秋季的主气。"草木摇落露为霜",秋风肃杀,自然界呈现万物凋零、枯萎乏津之象。干燥枯涩最容易损伤人体的津液,导致各种干燥的症状,如口鼻干燥、嗓子干、口渴,还有皮肤干燥甚至皲裂、小便少、大便干等。

火旺于夏季，但也是四季可见，所以其致病一年四季均可发生。火有烧灼、升腾的特点。火邪导致的疾病在全身可以表现为高热等，在局部可以表现为眼睛红肿疼痛、口舌生疮、牙龈肿痛等，所以有"上火"的说法。如果火邪扰乱了神志，还可能表现为狂躁不安、谵妄等。

"天地一大窑，阳炭烹六月"，暑是夏季的主气。如果暑气伤人致病，则称为暑邪。暑邪致病，有明显的季节性，主要发生于夏至以后，立秋之前，这一点与其他五种邪气不同。暑为盛夏火热之气所化，其导致的病证多表现为高热、心烦、面红等一系列症状。

七情内伤

我们常说"喜怒哀乐，人之常情"。喜、怒、忧、思、悲、恐、惊这七种正常的情志活动，是人体的生理和心理活动对外界环境刺激的不同反应，属人人皆有的情绪体验，一般情况下不会导致或诱发疾病。然而，若情绪波动过大或持久存在，就可能对我们的身体和心理健康造成负面影响。这就是中医所说的"七情内伤"，严重者甚至导致情志病的发生。

中医认为，七情与人的五脏六腑、气血有着密切联系，与五脏六腑的生理、病理变化相关联。七情作为致病因素，有别于六淫之邪从口鼻或皮毛入人体，而是直接影响有关的脏腑而致病。

喜则气缓，七情中的"喜"，是心情愉快的表现，但高兴过度会伤"心"。中医认为"心主神明"，心主藏神，喜乐无制则可损伤心神。超乎常态的喜，会导致心神不安、语无伦次、举止失常，甚至心跳加快、头目眩晕而不能自控。《儒林外史》中的范进就是个典型例子，范进数十年寒窗不得志，忽然得知中举后高兴得举止发狂，疯疯癫癫。

怒则气上，有个成语叫"怒发冲冠"，很好地形容了怒对气机的影响。过怒伤肝，肝气上逆，血随气上涌，会出现头晕头痛、面赤目红、血压升高，甚至呕血或昏厥死亡。此外，由于肝与脾胃的关系，肝气横逆犯脾胃还可出现腹胀腹泻、呃逆呕吐等，所以我们生活中会有生气之后食欲降低的情况。

悲则气消，适度的悲忧哭泣可以发泄郁积的情绪。中医上经常将悲和忧并提。过度悲忧会伤肺，常见意志消沉、精神不振、气短胸闷、乏力懒言。《红楼梦》中的林黛玉就是因多愁善感、伤春悲秋等悲观情绪影响而出现咳嗽、少气乏力等，最终悲忧殒命的典型例子。

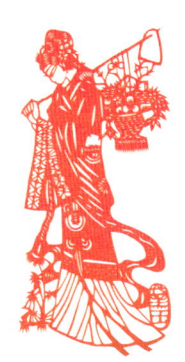

恐则气下，惊恐情绪在正常情况下可以提高人的警惕性，避免身体遭到危害。但过恐伤肾，可能导致大小便失禁、遗精滑精等。我们常说的"吓得屁滚尿流"就是这个原理。

思则气结，思虑过度会损害后天之本的"脾"，使饮食物不能正常消化，出现食欲不振、脘腹胀闷、便溏甚至营养不良、肌肉消瘦等。思虑太过，也可耗伤心血，使心血亏虚，神失所养而致心悸不宁、失眠、健忘、多梦等症。

惊则气乱，猝然受惊会致心神不定、气机逆乱。临床可见心悸不安、慌乱失措，甚则神智错乱。

当人体生病时，七情变化对病情也是有影响的，主要表现为两个方面。若情绪积极乐观，七情反应适当，当怒则怒，当悲则悲，怒而不过，悲而不消沉，则有利于病情的好转乃至痊愈。反之，若情绪消沉，悲观失望或七情异常波动，可使病情加重或恶化。

饮食失节与偏嗜

"民以食为天"，饮食对人体的重要性不言而喻，它不仅关乎人们的生存，更是健康与否的关键因素。随着社会生产力的提高和生活节奏的加快，现代人的饮食习惯也发生了很大的变化。许多人在饮食上过于追求口感和满足，忽视了饮食的节制和平衡，导致许多疾病的发生。

"病从口入"，中医认为脾胃为气血生化之源，食物主要依靠脾胃消化吸收，饮食不当会引起消化功能障碍，继发多种病理变化，成为内伤疾病的主要致病因素之一。现代人饮食失宜主要包括饮食不节和饮食偏嗜两大方面。

饮食不节

节，就是节制。进食定量、定时谓之饮食有节。

饮食不节在现代社会中极为常见,主要可以分为过饥、过饱以及饮食不规律等。过饥是指长时间不进食导致脏腑机能减退,从而出现正气不足、抵抗力下降等营养缺乏的情况。这种情况常见于减肥节食的人群中,尤以女性多见,临床表现可见虚弱、头晕、皮肤粗糙、头发枯黄脱落等,严重的还会影响月经。过饱即每顿饭的摄入量远远超过脾胃所能容纳消化的量,脾胃超负荷导致运化功能失常,出现腹胀、厌食、吐泻等。饥饱失常常见于工作压力大的现代职场人中。人们常因工作忙碌忽视了在饭点规律进餐,脾胃消化功能减退,在忙完了以后又通过大吃一顿的方式来犒劳自己,超过了脾胃的消化承受能力,长此以往导致消化系统疾病的出现。

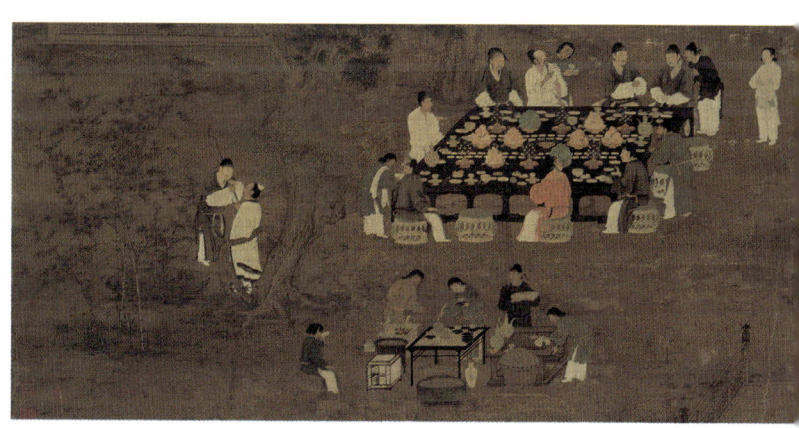

饮食偏嗜

合理的饮食结构包括五味调和、寒热适宜且不偏食，只有这样，人体才能获得所需的各种营养。如果饮食过寒过热或挑食、偏嗜某一种口味，均可导致人体阴阳失衡而发生疾病。

寒热偏嗜 在中医学看来，各种食物都有对应的功能和不同的寒热温凉属性，健康的人体状态应该是阴阳平和的，因此良好的饮食习惯应该避免过于偏寒或偏热的食物。如果长期偏食生冷寒凉之品，容易耗伤脾胃阳气，导致寒湿内生；偏嗜辛温燥热饮食，则可导致肠胃积热，损伤脏腑。

五味偏嗜 五味，即酸、苦、甘、辛、咸，在中医学中被认为与五脏有着密切的关联。五味对五脏各有其亲和力，酸味入肝，苦味入心，甘味入脾，辛味入肺，咸味入肾。食之恰当，则五味可以养五脏；过于偏嗜，则会导致五脏功能的偏颇或失衡。长此以往可能引发其他脏器的疾病，或者导致某些营养的缺乏，引发健康问题。五味失宜，亦会出现阴阳的失调。需要注意的是，人体的阴阳是保持动态平衡的，在不同的生活环境下人体阴阳平衡也会随之变化，体现在饮食上就是地域差异导致的饮食习惯的不同。如四川、贵州等地因湿气重，当地人偏爱辛辣的食物，正是因为辛辣可以燥湿。而山西、陕西等地喜欢酸味的食物，正是因为当地气候干燥，而酸味可以生津。

种类偏嗜　"五谷为养，五果为助，五畜为益，五菜为充"，合理的膳食结构应是既吃得杂而全面，又合理搭配，吃得有主次之分。长期专食某种或某类食物、对某类食物厌恶或不食、膳食中缺乏某些营养物质等，都可能成为导致某些疾病发生的原因。例如，碘缺乏可导致瘿瘤，维生素 D 缺乏可引发佝偻病，维生素 A 缺乏可导致夜盲症。过食肥甘厚味，容易聚湿生痰、化热，从而导致肥胖、眩晕、中风、心绞痛、糖尿病等。

张弛不调，劳逸失度

我们经常说这样一句话："生命在于运动"。确实，从生理学角度来说，运动能够促进体内快乐激素的分泌，促进新陈代谢，强健肌肉，给人带来活力等。然而，凡事都讲究适度原则，运动过度导致身体损害的事例并不鲜见。"阴平阳秘，精神乃治"，我们前面讲过，健康的人体是处于阴阳动态平衡之中的。按照阴阳的理论划分，劳作主动为阳，安逸主静为阴，劳逸结合、动静相兼是保障人体健康的重要条件。如果人体张弛不调、劳逸失度，会使脏腑气血失常，最终影响人体阴阳平衡，成为内伤致病的主要原因之一。

过劳

过劳，即过度劳累，也称劳倦所伤，包括劳力过度、劳神过度和房劳过度三种。

劳力过度，又称"形劳"，指长时间或高强度的体力活动，超过了身体承受范围而至积劳成疾。现代社会劳力过度导致疾病发生的情况常出现在职业运动员、健身竞技人群以及广大的重体力劳动者中。"劳则气耗"，过度劳力会损伤内脏的精气，导致脏气虚少，功能减退。劳力太过常见少气懒言、体倦神疲、喘息汗出等。"久立伤骨，久行伤筋"

是指过度劳力还容易导致劳伤筋骨。体力劳动，主要是筋骨、关节、肌肉的运动，这些部位如果长时间用力过度，则易发生劳损，常见疾病如肩周炎、腰肌劳损、腰椎椎间盘突出等。

劳神过度，又称"心劳"，指长期用脑或思虑过度而积劳成疾。用神过度，易耗伤心血，损伤脾气，以致心神失养、神志不宁而出现心悸健忘、失眠多梦，也可因脾失健运而出现纳少、腹胀、便溏、消瘦等。

房劳过度，又称"肾劳"，指房事太过、手淫恶习、妇女早孕多育等，耗伤肾精、肾气而致病。若房事不节则肾精、肾气耗伤，常见腰膝酸软、眩晕耳鸣、精神萎靡、性功能减退等。妇女早孕多育，亏耗精血，易致月经失调、带下过多等妇科疾病。

过逸

过逸，即过度安逸。在社会高速运转的时代，"躺平""佛系青年"这些网络热词的出现表明人们渴望"采菊东篱下，悠然见南山"的安逸生活。然而，过度安逸的状态亦可致人体脏腑、经络、精、气、血、津液、神失调而引起内伤疾病。安逸少动则人体气机失于畅达，可导致脾胃等脏腑的功能障碍，出现胸闷、食少、腹胀、困倦、肌肉软弱或臃肿肥胖等，久则影响气血运行和津液代谢，形成气滞血瘀、水湿痰饮、结石等病变。"久卧伤气，久坐伤肉"，长期卧床会使阳气失于振奋，以致脏腑功能减退，正气不足，抵抗力下降等。用进废退，安逸状态下用脑过少还可致神气衰弱，常见精神萎靡、健忘、反应迟钝等。

曹操"大疫"失荆州

"二龙争战决雌雄，赤壁楼船扫地空。烈火初张照云海，周瑜曾此破曹公。"赤壁之战是历史上一场以少胜多，以弱胜强的著名战役。对于曹操兵败的原因有颇多分析，《三国志》中有多处提及曹军受到了疫病影响，而且提"病"者少，说"疫"者多，可见这是一次传染性及危害性较大的瘟疫。

瘟疫是由疠气引起的。疠气是指一类具有强烈致病性和传染性的外感病邪，在中医古代典籍中亦称"疫毒""疫气""异气""戾气"等。中医认为疠气是有别于"风寒暑湿燥火"的"异气",是一种具有强烈传染性的外感病邪。

疠气侵犯人体可以导致多种疫疠病,又称"疫病""瘟病"或"瘟疫病",如痄腮(腮腺炎)、烂喉丹痧(猩红热)、疫毒痢、白喉、天花、霍乱、鼠疫,以及流行性出血热、艾滋病等,都属于感染疠气引起的疫病。实际上,疫病包括了现代临床医学中的许多传染病。

疠气的致病性很强,发病急骤,古人曾有"缓者朝发夕死,重者顷刻而亡"的说法来论述某些特殊疫病,足见疠气致病来势凶猛,病情危笃。另外,疠气具有强烈的传染性和流行性,可通过空气、食物等多种途径在人群中传播。当处在疠气流行的地域时,无论男女老少、体质强弱,凡接触者,多可发病。所以当传染病特别是烈性传染病暴发时要对感染者进行隔离治疗,对未感染者进行充分的保护。每一种疠气所导致的疫病均有各自的临床特点和传变规律。例如痄腮,无论男女,大多表现为耳下腮部肿胀,白喉大多会出现犬吠样咳嗽。每一种疫病也有相对固定的治疗方案。

正气存内，邪不可干

我们前面提到六淫为四时不正之气，可以侵袭人体而致病，然而在现实生活中同样是受寒邪的情况下，有人发病有人却不发病。原因何在呢？这里就要讨论一下中医发病学上的重要概念——正气与邪气。正气，就是人体的正常机能活动和抗病、康复的能力；邪气，就是各种致病因素的统称。在中医理论中，发病是正邪相互斗争的结果，双方斗争的胜负决定着发病与否。正气充足的人不易感邪发病，也就是中医常说的"正气存内，邪不可干"。

正气不足是疾病发生的内在因素

孟子曰："我善养吾浩然正气。"在孟子看来，浩然正气是最宏大、最刚强，能够不断自强而不受邪气侵害，充盈于天地间的极致之气。一个人，一旦有了这种正气，则"富贵不能淫，贫贱不能移，威武不能屈"。在中医学看来，所谓一身正气，是由先天元气、水谷之气和自然界清气相合而成。正气能够充养五脏六腑、四肢百骸、筋骨皮毛，人体的正常功能活动和抗病能力都与正气密切相关。而正气的强弱，取决于体质、精神、生活环境和营养、锻炼等因素。中医学十分重视正气在发病过程中的主导地位，强调正气充足，则病邪难以侵犯人体，疾病无从发生，即便病邪侵犯人体，正气亦能奋起而抗邪外出，即"正气存内，邪不可干"。只有在正气相对虚弱，卫外不固时，邪气才有机会乘虚而入，即所谓"邪之所凑，其气必虚"也。

邪气是发病的重要条件

邪气，相对于正气而言，是各种致病因素的总称，包括存在于外界或由人体内产生的各种致病因素，如六淫、疠气、七情内伤、饮食失宜、痰饮、瘀血、结石、外伤、虫兽伤、寄生虫、毒邪等。疾病是邪气作用于人体而引起正邪交争的结果，若没有邪气侵袭，人一般不会得病。当感邪较重或邪气致病性强，正气虽不虚，亦可使人致病。在邪气的毒力和致病力特别强，超越人体正气抗御能力和调节范围时，邪气对疾病的发生起着决定性的作用。如高温、高压、电流、枪弹伤、虫兽伤等，特别是具有强烈传染性的"疠气"，即使正气强盛，也难免被损伤而产生病变。

邪正斗争的胜负与发病

我们可以将人体比喻成一座城池，正气就像是城墙兵防，守卫着城池免受敌军的侵犯。培养正气，就是筑长城而守藩篱。当正气强盛时，人体不易感受病邪，即使病邪入侵也能被正气及时消除，病邪对人体产生的病理损伤停止或消除，此即正盛邪退。在邪与正斗争过程中，若邪气偏胜，正气相对不足，邪盛正负，疾病由此产生。由于正气不足的程度、邪气的性质和感邪部位深浅的不同，疾病的发生也有轻重缓急之分。如感邪较重，邪气入深，则发病较急较重；当感邪较轻，邪在肌表，则发病较轻；当正气不足，感邪较轻时，发病较缓。

伤风与中风

风，作为自然界常见的气候现象，也是中医学中的一个重要概念。在中医学看来，风有外风、内风之分，我们前面说风邪致病一年四季都可发生，这里的风邪就属于外风，为六淫之首。而提到跟风有关的病名，最熟悉的莫过于常说的伤风和中风了。那么这二者具体指的是什么样的病呢？它们跟外风或者内风又有什么样的关系呢？

伤风，顾名思义，就是人体被外感风邪所伤，为外感病的一种。风邪侵袭人体，影响了肺气的宣发和卫气固护作用，可以引发疾病。风作为四时常见之气，可携带四时之寒邪、热邪或湿邪、燥邪等，尤以兼寒、兼热而形成的风寒、风热为多见。伤风的主要症状包括恶寒发热、头痛身痛、咳嗽咽痛等，在治疗上可以应用解表散邪的方法。

中风，虽然和伤风都有个风字，但二者之间的差别却很大。总得来说，中风是以猝然昏仆、不省人事、半身不遂、口眼㖞斜、语言不利为主要症状的内伤杂病，病轻者可无昏仆而仅见半身不遂、口眼㖞斜等症状。由于发生突然，起病急骤，变化多端而迅速，与"风性善行而数变"的特征相似，故古代医家名之为"中风"。

由于脏腑经络及精气血津液的功能失常,内生邪气除了可以化风,还可以出现化寒、化湿、化燥、化火等病理变化。同理,所化寒、湿、燥、火致病的临床表现与外邪特征相似,所以分别称为内风、内寒、内湿、内燥、内火,统称为内生五邪,以与外感邪气相区别。

中风本意是因感受风邪而发病。随着中医理论的发展,历代不同医家对中风的理解和认识有所充实,将中风以病因的不同而分为外中风和内中风。外中风是指因体虚感受风邪,风邪直接侵袭脏腑经络导致脏腑经络功能失调。内中风是指由内因致病者,由风、火、痰、瘀等因素共同作用于人体导致脏腑功能失调,气血逆乱于脑所产生,包括肝阳上亢、痰浊阻络、瘀血内阻等证。

从现代医学的角度来看,中风基本上相当于急性脑血管疾病,又称脑卒中。卒中一般分为缺血性卒中和出血性卒中。缺血性卒中一般是由于多种原因引起的血管堵塞或者脑血液供应中断导致局部脑组织缺血性缺氧坏死和软化。出血性卒中主要是由多种原因引起脑内出血,压迫导致脑水肿和颅内压升高等一系列症状。

感冒与受寒

寒风瑟瑟，落叶飘零。寒冷季节的到来不仅使万物凋零萧瑟，还伴随着感冒的多发。每个人或多或少都有过感冒的经历，在实际生活中我们也常听到这样的话："降温了，出门忘了添衣，受寒感冒了。"的确，受寒是导致感冒发生的常见元凶。然而，感冒仅仅是因为受寒而发生吗？答案是否定的。

在中医学看来，感冒是六淫等邪气从口鼻或肌肤侵入人体，引起卫表不和、肺失宣肃，出现鼻塞、喷嚏、头痛、恶寒发热等全身不适症状的一种外感性疾病。

感受外邪是否发病，取决于感邪轻重和人体正气的强弱，其证候表现也与四时六气、体质差异有关。如素体阳虚者易受风寒，阴虚者易受风热，痰湿内盛者易受外湿，常内外相因为病。因此，根据病因、体质和症状的不同，感冒有分别对应的证型，普通感冒又俗称为伤风、冒风和冒寒等；若在一个

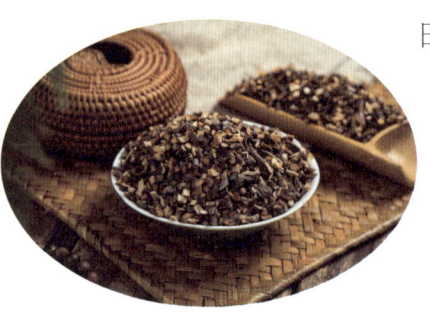

辛温解表药 桂枝

时期内广泛流行、证候相类似者,称为时行感冒,即西医所说的流感。

侵袭人体的外邪最常见的为风邪,我们前面讲"风为百病之长",风邪还可兼四时当令之气共同侵袭人体,导致感冒的发生。总得来说,根据侵袭人体病邪的不同,感冒可以分为风寒感冒、风热感冒和暑湿感冒。另外,在年幼、年老、正气不足等因素下,外邪容易由表入里,出现体虚感冒,如气虚感邪,邪在肺卫,则为气虚感冒;阴虚感邪,邪在肺卫,则为阴虚感冒等。

当人体感受风邪兼寒邪时,例如在淋雨、受凉之后,即风寒束表,常导致风寒感冒的发生,主要表现为恶寒、发热、无汗、鼻塞、流清涕、头痛、身痛等。受寒的确是导致风寒感冒的罪魁祸首,此时人体肌表卫气与寒邪激烈抗争,阳气受影响出现恶寒重、发热轻的现象。此外,受寒还可能加重感冒的症状。已经患上感冒的人,如果再次受寒,会导致病情加重,症状持续时间延长。针对风寒感冒的治疗思路宜辛温解表散寒，服药后可喝些热粥或热汤，微微出汗，以助药力驱散风寒。

风热感冒，常出现于气温比较高的时节，如春夏之交，或夏末秋初，由于人体受外界燥热邪气所致。风热感冒的主要症状为发热重、微恶风、头胀痛、有汗、咽喉红肿疼痛、咳嗽、痰黏或黄、鼻塞、流黄涕、口渴喜饮、舌尖边红、苔薄白微黄等。此外，风热感冒患者通常会有便秘的现象。针对风热感冒的治疗思路主要是辛凉解表。

暑湿感冒是夏季特有的感冒，也就是俗称的"热伤风"。这是由于夏季闷热，湿度比较大，此时人们习惯贪凉，如吹空调、喝冷饮等，易使体内的暑湿被风寒阻遏，疏泄受阻，因而发病。可出现畏寒、流鼻涕、发热、咽喉疼痛、全身酸痛，同时多见有胃肠的表现，比如恶心反胃、肠胃不适、食欲不振、腹胀腹痛等，这个类型在西医也多称为胃肠型感冒，症状有诸多相同之处。对于暑湿感冒的治疗，中医主张采用清暑祛湿的方法，把暑湿之气从体内除去，各种感冒症状就会缓解。

体虚的"靶点"

生活中,我们经常听到"体虚"的说法,在中医学中,体虚又称体质虚弱,是一个重要概念,表示人体气血阴阳的不平衡状态。气血阴阳是人体生命活动的物质基础,中医所说的体虚可以分为气虚、血虚、阴虚和阳虚;结合肝、心、脾、肺、肾五脏,则体虚又可细分为每一脏的气、血、阴、阳虚弱,如肺气虚、脾阳虚等。

中医理论认为人体处于动态平衡中,只要人体的气血阴阳保持相对平衡,人就是健康的。如果气血阴阳不足,就会导致身体虚弱,需要补养;而如果气血阴阳过剩,则可能成为病邪,需要祛除。通过调整和维持气血阴阳的平衡,可以恢复身体健康。扶正固本以祛邪外出,防止病邪乘虚而入。

气虚,是指人体的元气不足或消耗太过,脏腑机能减退,出现神疲乏力、少气懒言、自汗畏风,活动后加重等症状。我们知道气是人体生命活动的基本动力,气的生理功能主要有推动、固摄、防御

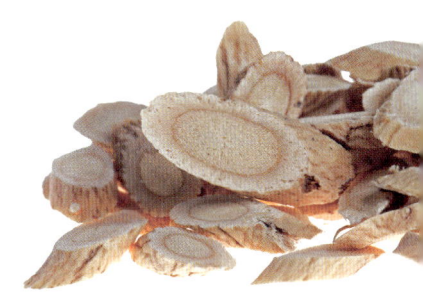

黄芪

和气化作用，因此气虚通俗来讲就是气不足导致的功能减退，出现身体机能减退、抵抗力下降等。气虚主要发生在年老体弱者或是劳累、重病体虚患者。针对气虚可以选用饮食调理和运动锻炼的方式来改善，比如，可以多吃一些具有补气作用的食物，如大枣、山药等；还可以在医生的指导下，使用一些补气的中药材，如黄芪、人参等。同时，保持充足的睡眠和做八段锦、五禽戏等也有助于改善气虚状况。

血虚是指体内阴血不足，无法滋养脏腑和肌肉经脉。血虚的人面色苍白、皮肤干燥、唇甲无光泽，容易感到疲劳、眩晕、乏力、心悸、手足发麻、失眠、健忘等。血虚的产生主要原因是血液生化不足，如先天禀赋不足、营养不良或脾胃虚弱；或损耗过多，如各种急慢性出血，或是思虑过多暗耗阴血，或是久病重病损耗阴血，这种情况多见于中老年人、经历重大手术的人或者体质较弱的人群。调理血虚可以使用补血作用的药物，如阿胶、当归、熟地黄等；同时，保持心情舒畅，避免过度劳累也有助于改善血虚状况。

阴虚，又称阴虚火旺，俗称虚火。阴虚主要是体内阴液亏少，导致脏器滋养不足，或阴不制阳，阳气偏亢，容易产生内热的感觉。阴虚之体的主要表现为形体消瘦、怕热、易怒、口干咽痛、大便干燥、小便少或黄、舌少津液、手脚心及心中烦热、盗汗、腰酸背痛、梦遗滑精等。阴虚体质宜采用滋阴润燥之法，补阴虚的药物可选用生地黄、麦冬、玉竹、银耳、石斛等。

阳虚是指人体阳气亏损，其温养、推动等功能减退，表现为畏寒怕冷、腰膝酸软、尿频等症状。气虚进一步发展可致阳虚，久居寒凉之地，过度进服清苦寒凉之品，亦可损伤阳气；年老命门火衰，阳气也会自然衰退。阳虚体质可通过艾灸、针灸等中医疗法进行调理，同时适当进补一些温热补阳的食物，比如姜、桂圆等。

如何会"面红目赤"

在现实生活的人际交往中总避免不了摩擦的产生，如果处理得好则相安无事，倘若意见不合而动怒，争得"面红目赤"，则有可能"牵一发而动全身"引发身体的许多问题。

怒为七情之一，是人类情感的自然表达。一定限度内的正常发泄怒气对人体不仅无害，还有利于肝气的疏泄和调畅，可以促使人们更加积极主动地去解决问题，增强斗志，使身体处于一种紧张而兴奋的状态。然而，过度的怒气却可能对身体造成负面影响，尤其是对肝脏的影响最为显著。

肝为五脏之一，在五行属木，与春季相应，代表春天的温暖和万物随之而生的过程及特点，故肝具有生长、升发和舒展的特点。中医认为肝具有刚强、躁急的生理特性，而木是喜条达而恶抑郁的，对应肝脏则肝气易升发疏泄。肝主疏泄，可以调畅情志。然而，怒则气上，暴怒伤肝，会导致肝气亢逆，升发太过。所以临床上可表现为面红目赤、失眼头痛、胸胁乳房走窜胀痛，严重者更可出现血随气逆而吐血、咯血，甚至突然昏厥等症状。例如诸葛亮巧施妙计"三气周瑜"，导致周瑜怒气冲心，身负重伤后肝气上逆加剧气血逆乱，最终在发出"既生瑜，何生亮"的长叹后愤然离世。

情志活动和肝气的疏泄是相互影响的，肝气升发太过可导致性情急躁、亢奋易怒，而经常生气也可能影响肝气的疏泄，同样可导致肝气亢逆。同理，经常闷闷不乐亦能影响肝气的疏泄功能，当情志抑郁时，肝气疏泄失职，气机不调畅可导致肝气的郁结。这种相互影响使得情绪和生理状况相辅相成。因此，中医强调保持情志的平衡，避免过度发怒，以维持身体的健康。

经常发怒以至于肝气疏泄太过，可导致肝火上炎的实热证，日久上盛下虚而肝阳上亢，最终引起疾病的发生，如高血压之类的心血管疾病经常在生气时发作。

为了缓解情绪对生活产生的影响，中医提倡通过调整饮食、保持良好的作息习惯，进行适度的锻炼等方式来调节肝气。一些传统的中医养生方法，如八段锦、五禽戏等，也被认为对平衡情志、调节肝气有积极作用。这些养生方法通过舒缓身体的气机，有助于缓解怒气，使人们能够更好地面对生活中的压力和困扰。

"上火"知多少

口燥咽干、嗓子疼、口舌生疮、冒痘、流鼻血、便秘……当身体出现以上症状时，人们通常会得出一个常识判断：上火啦，该降降火！在日常生活中，"上火"一词常常被提及，成为人们谈论身体状况的一个俗语。同时，人们也会选择一些"降火"的措施来缓解相应的症状，一些代茶饮成为人们生活中的常见饮品。那么，从中医学的角度来看，到底什么是"上火"呢？大众对"上火"的正确理解又有几分呢？

通俗来说，"上火"其实是一种民间说法，又称为"热气"，主要属于中医火热证范畴。中医强调人体的阴阳平衡，当人体阳气偏胜时，就会导致所谓的"上火"。具体而言，这种"火"是指身体内部某些热性症状的表现,如眼睛红肿、口角糜烂、尿黄、牙痛、咽喉痛等。特别是在干燥气候和湿热天气下,"上火"的症状更容易显现。当身体阳气绝对偏盛时,针对"上火"的症状,我们可以选用清热泻火的治疗原则来纠正身体的阴阳平衡;然而,并非所有的"上火"都可以用"泻火"的方法来治疗,一味地"泻火"只会让身体阴阳更加不平衡,从而加重上火的症状。

其实,中医将"上火"分为了实火和虚火两大类,我们需要通过具体症状来判断。实火通常指的是阳热的绝对亢盛,以肝胆、胃肠实火为多见。这可能是由火热之邪内侵、嗜食辛辣等引起,症状包括高热、头痛、目赤、渴喜冷饮、烦躁等。针对阳气绝对有余导致的"上火"的治疗,我们可以采用苦寒制火、清热解毒、泻实败火的原则,可以饮用一些清热泻火的代茶饮。

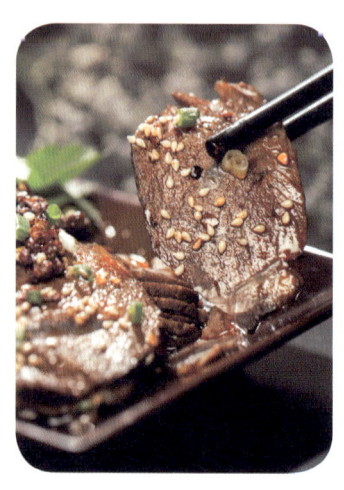

当身体因为阴气不足导致阳气相对偏盛时，则出现"虚火"的症状。此时的"上火"则不能使用清热泻火的方法来熄灭虚火。虚火多因内伤劳损，例如久病精气耗损、劳伤过度，导致脏腑失调、虚弱而生内热，内热进一步化为虚火。根据不同的病机，可分为阴虚火旺和气虚火旺（气虚内热）等。阴虚火旺治疗以生津养血、滋阴降火为原则。气虚火旺则需补中益气、甘温除热。

根据上火的症状不同，又有心火、肺火、胃火、肝火等。常见心火虚火证候表现为低热、盗汗、心烦、口干等，治疗原则是滋阴清热；实火证候包括口腔溃疡、牙龈肿痛、口干、小便短赤、心烦易怒等，治疗原则是清心泻火。肺火、胃火、肝火、肾火证候各有不同，治疗方法也因证候差异而异，都需要在中医理论指导下进行调理，而不能一有"火"就"泻火"。

"湿"几许何以除

在信息横飞的网络时代，各种养生概念层出不穷，如近几年特别流行的祛湿理念，人们出于对身体健康的关注纷纷开始担忧体内是否有"湿气"。然而，我们真的了解"湿"是什么吗？

"湿"本是自然界的一种正常的气候现象，当"湿"侵袭人体导致疾病时，我们称为湿邪，"千寒易去，一湿难除。湿性黏浊，如油入面"。湿与寒在一起叫寒湿，与热在一起叫湿热，与风在一起叫风湿，与暑在一起就是暑湿。湿邪不去，吃再多的补品、药品都如同隔靴搔痒，隔山打牛。生活中很多人患上了脂肪肝、哮喘、高血压、心脑血管等疾病，其实这些病很多都跟湿邪、痰湿有关。那么，如何判断自己体内是否有湿邪呢？

湿邪，顾名思义，它就像阴雨连绵的天气，黏腻而沉闷，容易让人感到疲倦不堪。这种湿邪最喜欢藏身在潮湿、密闭的环境中，往往表现为不爽、沉闷、黏腻之态。它如同"隐形敌人"一般，悄无声息地渗透进我们的身体。

湿性重浊，大家要理解两个字，一个是"重"，一个是"浊"。湿邪是气中重者，很容易困住我们的肌体，导致肌体乏力、倦怠、四肢酸懒沉重等。

中医说"浊"就是污秽不清的意思，指湿邪为病，易呈现分泌物和排泄物秽浊不清的现象。

湿性黏滞，"黏"即黏腻，指湿邪为病，易黏腻不爽，如排便不净的黏腻感；"滞"即停滞，指湿邪致病易使气血运行缓慢而不通畅，甚至发生停滞。比如，我们常见的有关节痛，屈伸不利，即所谓"着痹"。再比如，一些人经常发现自己舌苔白腻而厚，至午后口中黏腻不爽，就是因为湿邪停滞于体内的缘故。

湿性类水，水易往下走，因此也就有湿性趋下的特点。湿邪致病易伤人体下部，其病多见下部的症状，如下肢水肿、小便淋漓不畅、泻痢等。

那么，湿邪为何会如此顽固地困扰着我们呢？饮食不节、过食油腻、冷饮等都可能导致体内湿邪滞留。当我们过量摄入辛辣油腻的食物时，就仿佛是为湿邪提供了温床，让它在我们的身体里肆虐生长。其次，居住环境潮湿、通风不良也是湿邪滋生的重要原因。这些情况就像是给湿邪开了个"门"，让它可以轻易地闯入我们的生活。

当湿邪侵袭身体时，会出现一系列症状，如关节疼痛、肌肤浮肿、头晕、乏力等，就像是一场"湿雾"笼罩着我们的身体，让我们感到沉重、疲惫不堪。在更严重的情况下，湿邪还可能引发风湿性疾病、水肿等症状，给身体带来极大的困扰，就好像是一场难以消散的阴霾，遮蔽了我们身体的阳气。

但是，面对湿邪的困扰，我们并非束手无策。在日常生活中，我们可以采取一些简单易行的方法来祛除湿邪。首先，保持居室清洁干燥，定期通风换气，就像是给湿邪"开疏通道"，让它无处藏身。其次，合理饮食，少摄入重油腻的食物，多食易于排湿的食材如茯苓、红豆、薏米等。

此外，适当的运动以振奋阳气也能祛湿。由于现在工作节奏加快，很多人工作和学习压力较大，长期处于密闭的空调房间中，缺乏运动，导致身体机能下降。通过运动可以缓解压力，促进身体新陈代谢，排出湿气，跑步、游泳、太极等都是很好的选择，能加速血液循环。常见的家庭中医祛湿方案包括拔罐疗法和按摩疗法。拔罐疗法是传统中医常用的一种治疗疾病的方法，这种疗法可以逐寒祛湿、疏通经络、祛除瘀滞、行气活血、消肿止痛、拔毒泻热，具有调整人体的阴阳平衡，解除疲劳、增强体质的功能，能够扶正祛邪，治愈疾病。而且拔罐相对操作方便，很适合在家中自我养护身体，祛除湿气。艾灸使用艾条或艾绒作用于人体穴位进行温灸，将热力深透至体内深处，以起到扶阳固脱、温阳补虚、祛除湿寒的效果。可选择关元、命门、中脘、足三里、解溪、丰隆等具有健脾祛湿效果的穴位进行温灸。

"茶饭不思"的缘由

有诗云："衣带渐宽终不悔，为伊消得人憔悴。"这里的"为伊消得人憔悴"就是描述了一种受忧思情绪影响，导致"茶饭不思"的状态。在日常生活中，我们常常用这个词来形容一个人因为某种原因而食欲不振，精神萎靡。我们也常常心情不好，胃口就不好；或是心情好，胃口就好。那么，"茶饭不思"到底是怎么一回事呢？

首先，我们要了解脾胃的功能。脾主运化，脾胃是消化吸收的主要器官，负责将我们吃进去的食物消化吸收，转化为气血，滋养全身。脾胃的运化功能正常，我们才能吃得香、睡得好。情志失调，是导致脾胃功能紊乱的一个重要原因。忧思过度会导致气机郁结。气机郁结是什么意思呢？我们可以想象一下，当我们心情不好时，是不是会觉得胸闷、喘不过气来？这就是气机郁结的表现。当气机郁结到一定程度，就会影响脾胃的运化功能。脾主运化水谷精微，胃主受纳腐熟水谷。当脾胃功能受损时，就会出现脘腹胀满、不思饮食、嗳气、大便溏泻等症状。

其次，肝气郁结也是导致"茶饭不思"的一个重要原因。在中医理论中，肝主疏泄，负责调节人的精神情绪、消化、气、血、水的流通等。肝气的舒畅条达，对脾胃的运化功能有着重要的影响。当情志不舒时，可能影响肝的疏泄功能，造成"肝气郁结"。而肝经循行中有"抵小腹，挟胃，属肝"

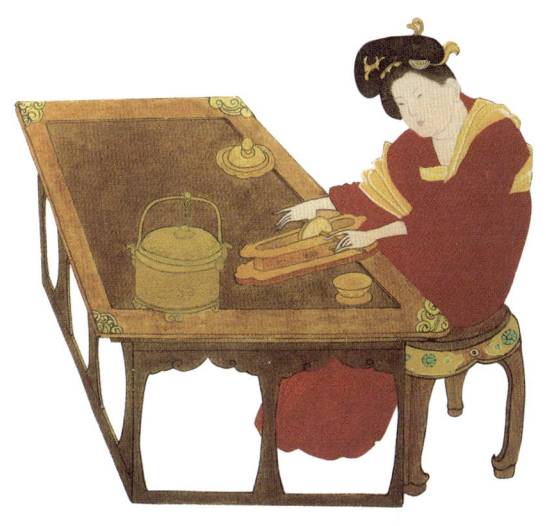

之说。肝气郁结时,可能"横逆犯胃",影响到肠胃消化,造成胀气、没胃口、不消化等现象。

"茶饭不思"的缘由还包括寒邪侵袭肠胃,或是湿邪蕴结脾胃等导致脾胃虚弱,损伤了脾胃的运化功能;或是天气炎热等因素导致胃阴不足,影响胃的受纳功能等。

了解了导致"茶饭不思"的原因,我们就可以针对性地进行治疗了。保持良好的心态,学会调节情绪,是治疗"茶饭不思"的关键。对于情志问题导致的"茶饭不思",可以选择一些与脾胃、肝经相关的穴位进行针灸治疗,如足三里、太白、期门等。还可以选择一些具有健脾养胃、疏肝解郁作用的中药进行调理。

05

诊病之法

很多看过中医的人会觉得中医非常神奇，通过言语的对话，通过三根手指试脉，就能判断出患者的症结所在，对此感到很好奇。中医有自己独特的诊断方法，通过"望、闻、问、切"四诊合参，来诊断疾病。本章主要讨论如何通过看似简单的四诊来确定疾病的病因病机，以指导疾病的防治。

四诊合参

中医诊病，一直坚持"四诊合参"。医者通过望、闻、问、切四种方法来观察患者的症状、体征、舌象、脉象等，从而判断患者的病因和病情，然后制订出相应的治疗方案。关于"四诊合参"，古代医籍多有记载，《黄帝内经》较早对四诊及其特点加以描述，奠定了四诊方法的基础，而《难经》则是明确了四诊的基本概念。中医四诊在中医诊疗体系中有着无可取代的地位。

四诊有着不同的角度和目的，可以互相联系、彼此印证，但不能互相取代。比如在临床诊疗过程中，患者神色、舌象、形态的异常，通过望诊获得；患者声音和气味的异常，通过闻诊获得；患者肢体、胸腹和脉象等的异常，通过切诊获得；对于患者病情的相关情况及基本信息，则是通过问诊获得。疾病是复杂多变的，症状显露亦是有真有假,若四诊不全,便得不到患者全面而详细的资料,很难确保辨证的准确性,甚至还会做出错误的诊断。在临床中要对四诊做到灵活运用,比如三岁以下的小儿寸口脉位短小,切脉可以"一指定三关"。在切脉时容易导致小儿哭闹,造成气血乱象,所以切脉时多有不便,也可用望指纹来代替切脉。通过问诊收集来的资料,受患者主观因素的影响,在描述病史和自觉症状时,由于忘记、说不清楚或提供与事实相反的情况等,有可能导致对某些症状或既往病史描述不准确。如果只采用问诊,则难以把握患者的基本病情,无法提出有效的治疗手段。再比如舌苔的颜色变化,可能由于进食某种食物或长期吸烟而染色,此时仅凭借望诊则会对患者的病情造成误判。

中医从望、闻、问、切四个角度了解患者病情,收集临床资料,相辅相成,这四种不同的检查方法各有其不同的临床意义。临床上运用四诊时,往往互相补充,不可分割,所以临床运用的过程中要将其结合起来,此即为"四诊合参"。也只有通过四诊合参才可以全面地了解病情,掌握疾病的变化情况，从而做出正确判断。只采取其中的一种诊法而忽视其他诊法重要性的做法是不可取的。

中医如何拥有"透视眼"

患者去医院就诊时，经常要做很多仪器检查来发现身体内部器官的病变，这些检查被戏称为医生的"透视眼"。中医起源于距今数千年的古代，那时没有现在的检查设备，如何了解人体内部的变化呢？我们对扁鹊见蔡桓公的故事耳熟能详，这是中医"透视眼"的典型事例，也是古人司外揣内思维方式的体现。

司外揣内是指通过事物的外在表象，以揣测分析其内在变化的认知和思维方法。司，即观察；揣，为估量或推测；外，指外在表现；内，指事物关联的另一方面或是事物的本质。由于事物的内在与外在是一个整体，相互之间有着密切的联系，因此，一切事物的内在变化，都可以通过某种方式在外部表现出来，也就是"有诸内，必形诸外"。

司外揣内在古代可用于多个行业，如"上有丹砂者下有黄金，上有慈石者下有铜金，上有陵石者下有铅、锡、赤铜……",这是在地质学方面的应用。再比如通过风的变化来推测天气的变化,这是在气候学方面的应用。如今在日常生活中,我们常用"一看、二拍、三听"来挑选西瓜等,不胜枚举。

司外揣内在中医学中是认识人体生理、病理和诊断疾病的重要方法,也是四诊的理论依据,又称"以表知里"。中医学理论中关于人体生理病理的诸多知识皆源于此。具体而言,人体内部发生病变,必然会引起外表神色形态的变化。因此,通过患者的面色、声音以及舌、脉等的变化,可以判断疾病性质、部位和病情轻重以及预后。比如根据面色的荣枯来判断人体气血是否充足,如果面色枯萎、晦暗发黄,有可能是脾胃虚弱、气血不足或失血等原因导致的血虚;根据声音的低微还是响亮,可以判断肺气虚还是不虚,如果声音低微,有气无力,则是气虚;据舌色鲜红还是正常,可以判断体内有热还是正常,如果舌尖红、口舌生疮可以推测是心火旺。还有通过脉象的变化来推测身体的变化,这些都是中医司外揣内的诊查方法，中医诊断学的内容大多是以此方法建立起来的，这也就是中医的"透视眼"。

望而知之谓之神

"望而知之谓之神"出自中医经典《难经》，意思是一望而知病情的医生，是医术高明的神医。中医把望诊列为望、闻、问、切四诊之首，可见望诊在中医诊断中的地位之高。所谓望诊，就是医生通过对患者全身和局部的神色形态的观察，来判断疾病变化的一种方法。

"医圣"张仲景和王粲的故事与扁鹊见蔡桓公的故事类似，也同样体现了中医望诊的绝妙之处。张仲景晚年行医到洛阳，遇到当时的著名诗人，作为"建安七子"之一的王粲，通过望诊发现王粲眉毛异常，便对王粲说："你已经患病了，应当立即治疗。如果不及时治疗，到了四十岁，眉毛便会脱落。眉毛脱落后半年，就会死去。若现在及时治疗，服用五石汤，还是可以挽救的。"当时王粲正值青春，并且处处得意，哪里听得进别人的劝告，他始终认为自己没病，张仲景不过徒有虚名，说自己有病，不过是想出名罢了。他不情愿地接过了汤药，但是并没有服用。过了几天，张仲景又见到王粲，问他："你有没有服药？"王粲骗他说："已经服过了。"张仲景观察了一下他的神色，摇摇头，对王粲说："我给你的药你并没有服用，你的神色跟以前一样，并没有变化。你是不相信医生，还是不珍惜自己的生命呢？"王粲始终觉得自己没有病，便一直都没服用张仲景的汤药，二十年后眉毛果然开始慢慢地脱落，在眉毛脱落后半年便去世了。

人的面部神色，是全身精神气血的综合反映。人的面部通过经络与全身各个脏腑有着密切的联系，同时也需要脏腑气血的滋养。一旦脏腑发生疾患就会直观地反映于面部。所以通过观察面部色泽的变化，可以了解脏腑气血的盛衰以及病邪的虚实。神寄于目，五脏精气上注于目，目光炯炯有神，面色红润、有光泽，舌质红，即使生病也以阳证居多，往往表现为口渴饮冷、小便短黄、大便干结、不喜坐卧、口气臭秽、好言语；若目光呆滞无神，喜坐卧，闭口不言，或不喜言语，面色晦暗、无光泽，舌质淡，则属于阴证，多表现为口渴喜热饮或口渴不欲饮，也可表现为口不渴，大便稀溏或不成形，小便清长而频，饮食无味。

由此可见，望诊是中医诊法的重要组成部分，通过望诊可以直观地获取临床资料，帮助我们确定诊断，辨别愈后，指导治疗。

中医的"脸谱"

脸谱作为中国传统戏曲的重要元素，于面部勾画不同的图案，以表示不同人物的性格和特征。而中医诊病同样也有一套属于自己的"脸谱"，即面目诊。

通过对面部色泽变化的观察，我们可以了解气血的盛衰和疾病的发展变化。中医认为五脏六腑通过经络与面部相连，比如心主血脉，其华在面；手足三阳经皆上行于头面部，因此，望面部的色泽可以推断五脏六腑的内在情况。

色泽是脏腑精气的外在表现，通过望色可以诊断五脏六腑精气的盛衰。望色又分为望常色与病色。常色是健康时面部皮肤的色泽，通常表现为"红黄隐隐，明润含蓄"，提示人体精气充盛，脏腑功能正常。病色则为疾病状态时面部所显示的色泽。面色红为热证，血得热则行，脉络充盈，所以热证多见红色。如满面通红，多是实热；若两颧潮红，多为阴虚火旺之虚热。面色白为虚证、寒证，或为失血、血脉空虚。面色苍白而虚浮，多为气虚；面色苍白而枯槁，多为血虚。面色黄多为脾虚、湿证。面目鲜黄为阳黄，多属湿热；面目暗黄为阴黄，多属寒湿；面色淡黄、枯槁无泽为萎黄，多为脾胃虚弱，气血不足；面色淡黄而虚浮多为脾虚湿蕴。面色黑多属寒证、肾虚或痛证。肾阳虚衰，水湿内盛，血失温养，故多见于肾虚及血瘀证。面色青多为寒证、痛证，为气血不通，脉络阻滞所致。

《黄帝内经》中就提出了面部不同部位与不同脏腑相对应。肝热病的患者，左颊先红；心热病的患者，颜面先红；脾热病的患者，鼻先红；肺热病的患者，右颊先红；肾热病的患者，下颌先红。宋代著名儿科医家钱乙将其进行发挥，并增加目内诊，用于小儿疾病的诊断。由于小儿"多不能言，言不足信"，故儿科又称"哑科"，面目诊便显现出优越性。目内诊是根据眼睛的不同表现（赤、淡红、青、黄、无精光）对应不同脏腑的病变，后世医家将其应用于临证各科，渐渐发展出较为成熟的面目诊。

舌尖上的中医

舌诊是中医的特色诊法，归属于望诊，也是中医诊断疾病的重要方法。舌象的变化能够反映出我们身体的健康状况，所以我们可以把舌象看成反映人体内部的一面镜子。舌诊对于疾病的诊断非常有意义，中医认为舌通过经络与五脏相连，因此人体脏腑、气血、津液的虚实，疾病的深浅轻重变化，都可以反映于舌上，通过舌诊可以了解脏腑的虚实和病邪的性质、轻重与变化。其中舌质的变化主要反映脏腑的虚实和气血的盛衰；而舌苔的变化主要用于判断感受外邪的深浅、轻重，以及胃气的盛衰。

通常来说正常的舌象应当表现为淡红色，薄白苔，为气血充足之象。我们进行舌诊时主要看舌体、舌质、舌色、舌苔几个方面。如果舌色偏红，则为体热的表现，往往还会伴随嘴唇发干等症状。如果舌上再有红点，那就表明热更入里。如果舌的颜色更深，为青紫色时，表明体内血液的流通受到了阻碍，这是瘀血的表现，临床上可能引起瘀血的有多种疾病，要及时进行检查和治疗。舌诊还要观察舌苔的变化，如果舌苔发黄，说明可能上火了，比如摄入大量辛辣刺激的食物，会导致上火出现舌红、舌苔黄的情况；也有可能是某些疾病导致的，比如肝脏疾病、消化系统疾病等，这时候就需要我们查清原因，如果是疾病所致，要及时地进行治疗。还有少数舌苔发黄的情况是因为年老所致，或者近期吃了一些含色素较多的食物而引起，这都属于正常现象。有时舌体边缘不平，出现牙齿的痕迹，这是舌体胖大之后受到牙齿压迫所致，称为齿痕舌，一般是湿气重导致的。如脾虚时，无法正常地运化水湿，使湿邪积聚体内，就会出现齿痕舌。

此外，需要注意的是一些舌象的生理变异。由于年龄、性别因素影响，儿童舌象多淡嫩，老人舌象多暗红，妇女月经期舌偏红或舌边点刺增大。由于先天禀赋的差异，每个人的体质不尽相同，舌象也会出现一些差异，如肥胖之人舌象多见胖大而色淡，消瘦之人舌体略瘦而舌色偏红。舌象还受气候环境影响，夏季暑湿盛，舌苔多厚，多淡黄色；秋季燥，苔多偏薄偏干；冬季严寒，舌常湿润。

眼睛里的玄机

望目是中医学中一项独特的诊断方法，通过观察眼睛来了解人体的健康状况。我们常说"眼睛是心灵的窗户"，而目诊则认为眼睛还能传递身体健康的信息。目诊是中医望诊的重要组成部分，早在《黄帝内经》中就有关于目诊的论述，马王堆汉墓出土的医书《阴阳脉死候》中也有关于目诊的记载。目为肝之窍，心之使，目为肾精之所藏，为血之宗，五脏六腑之精气皆上注于目。

《灵枢·大惑论》将眼睛的不同部位分属于五脏，这就是"五轮学说"。瞳神（瞳仁）属肾，称为水轮；黑睛属肝，称为风轮；两眦及血络属心，称为血轮；白睛属肺，称为气轮；眼睑属脾，称为

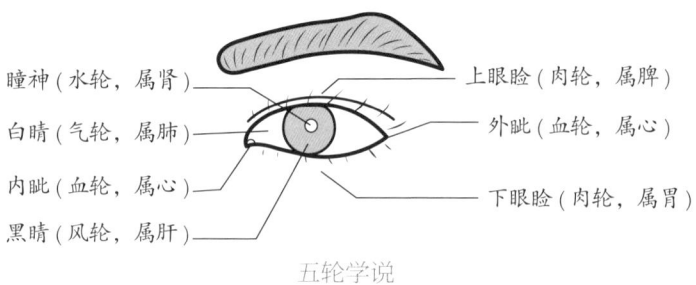

五轮学说

肉轮。因此,通过望目可以诊察相应脏腑的疾病,也就是中医所说的见微知著。望目应重点观察目神、目色、目形、目态的异常改变。

正常人眼睑内及内外眼角处看起来是红润的,白睛也就是我们日常说的白眼球呈白色,黑睛即日常说的黑眼仁呈褐色或棕色,我们的角膜是无色透明的。中医认为如果眼睛红肿疼痛,多属于实热证;如果白睛发红或布满血丝,则有可能是肺火或者外感风热;如果眼角处发红疼痛,是心火上炎;如果眼睑边缘发红溃烂,是脾有湿热;如果整个眼睛都红肿,是肝经风热上攻所致。白睛发黄一般为黄疸病的主要标志,常在皮肤轻微发黄不易察觉时即可通过白睛的变化而早期发现。眼角及眼睑内淡白色大多是因为体内血虚所致。眼眶周围黑,多属肾虚,肾精亏耗。

作为一种传统而独特的诊断技术，目诊在今天的中医学界依然有着重要的地位，在临床实践中也得到广泛的应用。目诊不仅可以用于诊断疾病，还可以用来判断一个人的体质、预防疾病以及指导养生保健，使身体达到平衡状态。当然，中医目诊虽然神奇，但并不是唯一的诊断手段，它需要与其他的中医诊断方法相结合，从而形成一个全面的诊断体系。

手掌里的乾坤

手诊作为中医望诊的一个重要组成部分，在我国有悠久的历史。手诊的起源可以追溯到距今3 000多年前的远古时代，在甲骨文中就有掌纹辨病的记载。中医经典《黄帝内经》是中医手诊理论的重要来源之一，其中详细描述了中医的理论和诊疗方法，如望、闻、问、切、推、按等，手诊就是其中的一种。

中医理论认为人体是一个有机的整体，局部与整体是统一的，二者是紧密联系，不可分割的。当人体内部发生疾患时，往往在体表会有所反映。我们可以认为手是反映人体健康的一个重要部位，人体的各种健康问题都可以生动地、真实地记录在上面，根据每个人手上的"健康记录"，可以随时查询和解读每个脏腑的状态，从而准确地、及时地知道个人的身体健康状况与生活的情况。

手诊以中医经络、脏象学说为依据，通过观察手的掌形、掌色、纹理、光泽度等的变化，根据经络穴位对应的脏腑来诊断疾病。一个健康人的手掌，应该是白里透红，润泽柔软且富有弹性的。如果手掌的颜色偏红，说明肝火旺盛，内热偏重，如果红得像是练了铁砂掌，那这个人有可能喜欢喝酒，或者进补过多；手掌颜色偏黄或偏白，则说明这个人气血不足、营养不良，尤其是贫血之人，更为明显；如果手指的颜色比较深，甚至发紫发暗，则说明此人身体偏寒，而致血液流通不畅；双手过热则是阴虚火旺，或者体内有实热。不仅如此，手诊还能让我们在疾病发生之前，就能从手部的气色形态变化中发现病因，让我们能够提前预防疾病。

中医手诊无疑是中医诊法中一颗璀璨的明珠。随着社会的发展，人们越来越关注自身健康问题，而中医手诊以其简单易学、方便操作等特点，引起了大家的兴趣。通过学习手诊知识我们能够更好地了解自身的健康情况，做好自己健康的第一责任人。

中医的"三指禅"

脉诊是中医望、闻、问、切四诊中重要的诊法，常被认作是中医的标志性技术，具有完整、系统的理论体系，长期以来，在中医理论体系及诊疗实践中占有非常重要的地位。中医一直把脉诊作为探测病因、病位、病性及预后的根据之一，在临床诊疗中发挥着重要的作用。

目前临床医师诊脉时一般选取寸口脉，寸口即现代解剖学腕后高骨（桡骨茎突）内侧的一段桡动脉，此处肌肤薄嫩，切按方便。诊脉时让患者取坐位或仰卧位，手臂与心脏保持同一水平，手心向上，手指微微弯曲，并在肘关节下面垫上脉枕，使寸口部位充分暴露伸展，气血畅通，便于诊察脉象。

诊成人脉时，三指应呈弓形斜按在同一水平，以指目接触脉体。三指的疏密应与患者的身高相适应，如身体较高，三指排列可疏一些，身体较矮，则三指排列可密一些，同时要三指排列整齐，否则将影响脉诊的准确性。小儿寸口部位狭小，不能容纳三指，故可用"一指"（拇指）定关法。

脉象可以反映患者脏腑气血的盛衰和邪正消长的情况。不同的脉象特点提示机体不同的疾病，如滑脉常见于痰湿、食积和实热证，亦可见于青壮年和妇人妊娠；濡脉常见于虚证或湿证；浮脉常见于表证，亦可见于瘦人或夏秋季；数脉常见于热证和里虚证，亦可见于儿童，运动时及情绪激动、酒后；迟脉常见于寒证或阳明腑实证，亦可见于运动员或入睡后。此外还需要注意一些脉象的生理变异。受四季气候的影响，春微弦，夏微洪，秋微浮，冬微沉；受地理环境的影响，南方脉多细软或略数，北方脉多沉实；受性别影响，妇女脉象较男子濡弱而略快，妊娠期滑数而冲和；受体格的影响，身材高大脉长，矮小脉短，瘦人脉浮，肥人脉沉，运动员脉多缓而有力。

脉诊是中医辨证的一个重要依据，是一项极具特色的诊疗技术，古代医家在长期的实践中积累了丰富的经验。但在临床中也有脉证不相符的特殊情况，如阴证反见阳脉，而阳证反见阴脉。因此不能把脉诊作为唯一的诊断方法而独立使用，在临床中必须做到"四诊合参"，只有这样才能更好地了解疾病，帮助我们作出正确的诊断。

中医是否分科

传统中医分科始于周代，最早记载见于《周礼·天官冢宰》，其中将医生根据不同职责划分为疾医、疡医、食医、兽医四类。疾医相当于内科，治疗所有内科范围的疾病，在当时内科包括内、妇、儿等；疡医相当于外科，治疗疮疡、溃疡、跌打损伤等，包括现在的外科、骨伤科；食医相当于现代的营养科；兽医主要治疗牲畜疾病。

从周代的医学分科来看，医学的发展已有一定的水平，需要通过进一步的分科来分化各自的职能。但是这种专业分化，仅限于官方机构，民间医生不在其中。虽然《周礼》中记载了当时医学分为四科，但是，在此后很长的一段时期中，医生并不是以某一种专科而出现。从古至今，许多中医大家行医都是内外妇儿兼治。春秋战国时期，扁鹊名扬天下，《史记·扁鹊仓公列传》中记载扁鹊到邯郸时做"带下医"（妇产科医生），到洛阳时做"耳目痹医"（五官科医生），到咸阳后做"小儿医"（儿科医生）。他的医治范围根据各地的习俗而变化，这说明了扁鹊是个内外妇儿兼通的良医。医圣

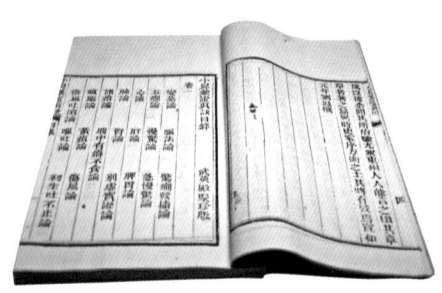
《小儿药证直诀》

张仲景所撰写的《伤寒论》与《金匮要略》概括了临床各科疾病的证治。隋代巢元方所著的《诸病源候总论》、唐代孙思邈所撰写的《千金要方》《千金翼方》、明代王肯堂所编写的《证治准绳》、清代吴谦等著的《医宗金鉴》都记载了多科病证。虽然中医分科越来越趋于细化，但在中医临床工作中，医生为患者治疗疾病往往是多个方面的，几乎不会局限于某一科而进行诊治。

中医发展至今已有几千年历史，为我们的身体健康保驾护航，是中华文化的瑰宝。近些年来，关于中医是否分科这一问题的讨论越来越多。主张分科的认为从现代医学模式来看，中医分科有助于提高治疗的精准性和效果，使中医医师能够更有针对性地应用中医理论和方法对患者进行诊治；主张不分科的则认为整体观念和辨证论治是中医诊治疾病的原则，应避免过度细分学科造成诊疗的片面性。事实上，不管中医是否分科，中医治病从来都是将人作为一个整体来看待，治疗时也是四诊合参，辨证论治。

06 祛病智慧

　　如前所述,中医认为疾病的发生,不外乎各种原因引起的人体正气与邪气的消长盛衰的变化。在这一认识的基础上,中医有自己独特的治病祛病智慧。总的原则就是扶助正气,祛除邪气。在这一总的原则指导下,又有具体的各不相同的方法。

扶正祛邪

"正邪不两立",对人体而言,正气与邪气双方在体内相互斗争,此消彼长,影响着疾病的发生与发展,正胜,则身体健康;邪胜,则身体虚弱。

中医学认为,正气是人体正常机能及所产生的各种维护健康的能力。正气可以通过自我调节,来适应内外环境的变化,维持机体的协调平衡,保持和促进健康。正气还可以在疾病发生时驱邪外出,以及病后或虚弱时促进自我修复,恢复健康。邪气指各种致病因素或是损伤正气的因素,如前所述六淫、疠气等。邪气可导致生理机能失常,造成脏腑组织的损害。因此,扶正祛邪是治病的重要原则。

扶正是指通过各种方法扶助机体的正气,来增强体质,提高机体抗病能力,进而战胜疾病、恢复健康。祛邪是指用各种方法祛除或削弱病邪,减少邪气对人体的损害,恢复健康。

在日常生活中,扶正祛邪的方法有很多种。当正气虚弱的时候,如正在经历某些慢性疾病,或是

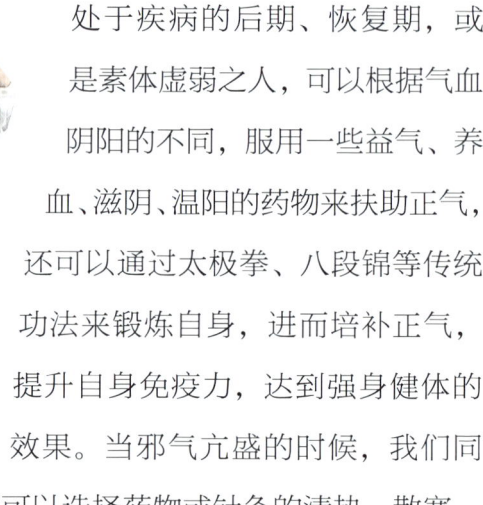

处于疾病的后期、恢复期,或是素体虚弱之人,可以根据气血阴阳的不同,服用一些益气、养血、滋阴、温阳的药物来扶助正气,还可以通过太极拳、八段锦等传统功法来锻炼自身,进而培补正气,提升自身免疫力,达到强身健体的效果。当邪气亢盛的时候,我们同样可以选择药物或针灸的清热、散寒、祛湿等方法驱邪外出,恢复健康。当正虚与邪实同时存在时,要考虑扶正与祛邪方法同时使用或先后使用的问题。

扶正与祛邪不是相互对立的,扶正有助祛除病邪,正胜邪自去;祛邪有利正气恢复,邪去正自安。二者相互为用,相辅相成。在具体的运用过程中要注意三点。一是攻补应用要合理,扶正用于虚证,祛邪用于实证。二是把握先后主次,对虚实错杂证,应根据虚实的主次与缓急,决定扶正祛邪方法运用的先后与主次,比如脾虚引起的水肿,脾虚是因,水肿是果,治疗要以补脾为主兼以利水消肿,这是扶正为主兼以祛邪。三是应该注意扶助正气的时候不要使邪气留恋，祛除邪气的时候不要伤及正气。

治病求本

"射人先射马，擒贼先擒王"，杜甫的这句诗指出解决问题须抓住要害。治疗疾病时也要采用这个策略，即"治病求本"。

治病求本是指在治疗疾病时，辨析疾病的病因病机，抓住疾病的本质，进行治疗。"求本"，在具体运用时就是辨清病因病机，确定证候，所以治病求本在本质上还是辨证论治的体现。在临床运用中，疾病过程错综复杂，有疾病本质与表象一致的，也有疾病本质与表象相反的。

当疾病的本质与表象一致时，我们采取与其症状表现相反的方药来治疗。如天气转冷时，因感受风寒而出现怕冷、鼻塞、流清涕等症状，这是由于寒邪侵犯了人体，表现出来的也是寒证，二者一致，我们采用与寒相反的温热药来驱寒外出，治疗疾病。冷了添衣、渴了喝水是这种方法在生活中的体现。

当疾病的本质与表象相反时,我们采用与表象性质相同的方药来治疗。如我们生活中会遇到这样的情况,两个同样是泻痢的患者,一个患者用了止泻的药物,一个患者用了通便的药物,用止泻药物采用的是前面提到的治疗方法,但用通便药物是因为什么呢?后者是因为引起泻痢的原因是有邪毒或不消化的食物积聚在体内,引起了脏腑功能的异常,如果用通便的方法将邪毒或宿食排出体外,病因消除,泄泻自然也就治愈了。

所以两种治法虽然看起来不同,但这种不同是从表象而言的。从疾病的本质而言,也就是从治病求本的角度,还是我们常说的"寒者热之,热者寒之,虚则补之,实则泻之",用中药的"偏性"来纠正身体出现的"偏性",使其回归正常状态。

透过现象看本质,知易行难。临床病例复杂多变,而且疾病还是一个动态变化的过程,这就要求在临床辨证论治时及时调整,随病程病情而变,重在"求本",这也正是彰显一个医者医术高下之处。

急则治其标，缓则治其本

"凡事都有轻重缓急"，指在各种事情中有主要的和次要的，有急着办的和可以慢点办的。在疾病的治疗过程中，也有先后顺序，即"急则治标，缓则治本"。

在中医学中，标和本的概念是相对的。从病因与病状来说，病因为本，病状为标；从正邪关系来看，正气为本，邪气为标；从疾病先后次序来说，原发病为本，继发病为标。因为标与本的不同，所以治疗时的原则也不尽相同。那什么时候治本，什么时候治标呢？

"缓则治本"常用于慢性疾病的治疗，通常病情缓和，暂无危急重症，可以从疾病的本质进行治疗。如生活中常见的气血亏虚，表现出的面无血色、常感疲乏无力、心慌气短等病症为标；而气血亏虚是病因，为本。这时候我们可以治其本，将补气与补血相结合，调养脾胃，脾胃健运则气血充足，气血充足则诸症缓解。又比如一些慢性咳嗽的患者，平日可以培补脾肾，来提高机体的抗病能力，咳嗽发作次数会减少，病本除则标证自愈。

"急则治标"常用于某些急症，通常病情危急，出现危重症状，有生命风险，须先治疗标病，等到标病缓解再治其本。如中风时猝然昏倒、不省人事、口角歪斜，这时我们针对其外在的症状表现进行治疗，待到病情稳定后再根据其病机进行原发病的治疗。又如大出血患者，应紧急止血以治标，待血止住后再治疗引起大出血的原发病。

也有标本并重的情况，这时要标与本兼治。当一个人素体虚弱，又外感风寒产生头痛鼻塞、恶寒发热等症状，若单纯治疗感冒症状的话，患者身体虚弱，恐怕难以承受药力；若单纯进补治疗本证的话，难以驱邪外出，感冒迁延难愈。此时我们需标本兼治，可以用解表药来益气解表、驱邪外出；同时用一些补药，来滋补肺气，提高身体素质。

所以，我们要先根据病情变化掌握疾病的标本情况，明确什么是标病、什么是本病，抓住治疗的关键。然后选择先治本、先治标或标本兼治的治疗方案，以提高治疗的效率，帮助患者更快地恢复健康。

三因制宜

人生活在天地自然环境之间,与天地阴阳之气相通,自然界的运动变化影响着人的生理、病理活动。因此在疾病的治疗过程中,可以根据不同的时令气候、地域环境及个体差异,制订适宜的治疗方法,这就是中医说的因时制宜、因地制宜和因人制宜,简称"三因制宜"。

"春生夏长,秋收冬藏",根据不同的时令气候,来制订适宜的治疗方法,称为"因时制宜"。春夏之季,气温逐渐上升,阳气生发,此时人体肌肤疏松外泄,若是外感风寒,要慎用发汗力强的发散药,防止开泄太过,损伤人体健康;秋冬之季,气温逐渐下降,天气由凉转寒,此时人体肌肤紧密,阳气藏于内,若是出现发热等症状,也当慎用寒凉之药,防止损伤人体阳气,减少疾病的发生。

"橘生淮南则为橘,生于淮北则为枳",根据不同的地域环境,来制订适宜的治疗方法,称为"因地制宜"。一方水土养一方人,不同的地域有不同的气候，或寒、或热、或湿、或燥，所患疾病也不尽相同。如我国东南一带，气候温暖潮湿，当地居民多患温热病，常用菊花、薄荷等辛凉药物来治其热，即使外感风寒，也少用发散药，且药物用量也稍轻。而西北一带，气候寒冷干燥，当地居民多患寒病，常用桂枝等辛温药物来温阳散寒，且药物用量可以稍重。在各地的饮食文化中可以窥见因地制宜的治法，如两广潮热，当地居民喜爱喝凉茶；又如陕北地区，冬季寒冷干燥，当地居民喜吃羊肉这一温补食物。

每个人都是独一无二的，根据患者的年龄、性别、体质等不同特点，制订适宜的治疗方法，称为"因人制宜"。从年龄来看，小儿生机旺盛，但脏腑尚为娇嫩，发病时病情变化较快，治疗时所用药量较轻，且疗程较短；青壮年脏腑充实，气血充盈，发病多为实证，治疗时可泻其邪，所用药量可稍重；老年人生机减退，脏腑功能衰退，发病多为虚证，治疗时多用补药，且药量较青壮年少。从性别来看，女子有经、带、胎、产等病，治疗时注重补气血；男子有阳强、阳痿、早泄等病，治疗时注重补肾气。从体质来看，体质强者，能承受药力，用药可稍重；体质弱者，不耐攻伐，用药须轻。

三因制宜将疾病与气候、地域以及个体差异相联系，是中医治疗的一大特色，体现了中医治疗的整体观念和辨证论治原则，在治疗中更具灵活性，且治疗效果也更加显著。

对症治疗与对证治疗

在疾病的治疗过程中常有"对症下药"一说，这是指根据疾病的症状来选择合适的治疗药物。中医在认识和处理疾病的过程中不仅有对症治疗，还有对证治疗。症与证在中医学中是两个不同的概念。

症即症状和体征，是机体发病后的异常表现，包括患者主观上的异常感觉和医生诊查出的各种体征。如患者主观感受到的头痛、眩晕、恶心、呕吐、心烦等种种不适，以及医生观察到的面色、脉象、舌象等客观表现。

证即证候，是在疾病发展过程中某一阶段的概括，包括疾病的属性、疾病的病因、病变的部位和疾病的发展趋势等。如一患者肚子胀，没有食欲，吃饭少，精神倦怠，常感疲乏，这是症状；医生观察可见面色黄而没有光泽，舌体淡红色，舌苔白色，诊脉发现是沉缓脉象，这些是体征；通过对症状体征的综合分析，诊断为脾胃虚弱证，这个过程是辨证，脾胃虚弱便是其证，这个证包括了病性为虚、病位为脾胃。

症是判断疾病、确定证型的主要依据，但其主要表现疾病的表面现象，有时还会是假象，不能完全反映疾病的本质。而证在认识疾病上更加具体深刻，也更能揭示疾病的本质，常用证来作为治疗的依据，也就是中医的辨证论治。

对症治疗是根据症状来选择治疗方法与药物，与我们常说的"头痛医头，脚痛医脚"相似。对证治疗是根据疾病的本质来选择治疗方法与药物，与前文提到的治病求本类同。如在治疗感冒时，需考虑是风寒证还是风热证，进而选择合适的方药，风寒感冒用辛温解表药，风热感冒用辛凉解表药。

临床治疗中，常需对症治疗与对证治疗结合应用。如治疗头痛时，除使用针对头痛的药物，还要根据头痛的兼证确定其证，进而选取相应的方药治疗。若前额连及眉棱骨痛，为阳明头痛，选用葛根、白芷；若是一侧头部疼痛，为少阳头痛，选用柴胡、黄芩；若是后头部疼痛，为太阳头痛，选用羌活、蔓荆子；若是头顶疼痛，为厥阴头痛，选用吴茱萸、藁本等。对症治疗与对证治疗的结合应用往往治疗效果比较理想。

对症治疗与对证治疗都是中医精华，在疾病治疗中，我们要坚持辨症与辨证相结合，寻求治疗的最佳方案。

也谈以形补形

俗话说"吃什么补什么"，在生活中我们可以见到很多这样的例子，比如吃核桃补脑，吃动物肝脏治疗夜盲等，我们将其称为"以形补形"。

这种根据两个（或两类）事物之间在某些方面

的相似或相同而推出它们在其他方面也可能相似或相同的逻辑方法，称为类比法。类比法是科学认识过程中获得新知识的一种重要手段，历来为学者们所重视。在科学史上，许多重要的发明都曾经借助类比法。

类比法在中医学中叫作"援物比类"或"取象比类"法，是运用形象思维，根据被研究对象与已知对象在某些方面的相似或相同（援物、取象），从而认为二者在其他方面也有可能相似或类同（比类），并由此推导出被研究对象某些方面性状的逻辑方法。

中医学认为，人与天地自然是一体的，天地万物所长成的样子与人体也互相通应。以形补形的治疗理念正是基于类比思维，选用与人体脏器形似的食物来补充人体所缺的元素，从而达到防治疾病的目的。以形补形的中医食疗理念已流传千年，且至今仍具影响力，不仅可以用于日常的生活保健，还可以用于疾病的治疗。

常见与动物相关的食疗方法，如有心悸、失眠等心系病症时，可以食用一些带有猪心的药膳，用来补养心脉；肝开窍于目，若有视物不明、夜盲症等有关视力的疾病时，可以食用猪肝来补肝明目；若是腰酸背痛，可食用猪腰来扶肾固精，强健筋骨；还有猪肺可以清肺补肺，猪肚可以温补脾胃等。动物的其他组织也可入膳，猪皮含丰富的胶原蛋白，猪肤汤可以滋养美容；猪血可以用来防治缺铁性贫血。

猪肚鸡

另外一些果蔬也可以形补形。如胡萝卜，从中间横切其纹理和瞳孔、虹膜很像，食用胡萝卜可以保护眼睛，维持正常视力，防止眼睛干涩、疲劳。又如木耳，其色黑，形似肾，食用木耳可以补气滋阴，辅助肾阴虚的治疗。

为何冬病要夏治

春捂秋冻是重要的中医养生之道，除春捂秋冻外，冬病夏治也是生活中常见的中医养生方法。冬病夏治是根据"春夏养阳"的中医理论，在气温高的夏季，治疗一些冬日容易发生或者加重的疾病，减少冬日疾病的发生，提高机体的免疫力。

何为冬病？冬病指的是好发于冬季或在冬季加重的病证，多见虚、寒、阴证，包括呼吸系统的疾病，如支气管炎、慢性咳嗽、哮喘等，或是感受寒凉之气导致的腰酸背痛、肩颈疼痛、关节疼痛等，以及女子因宫寒而痛经，这些都属于冬病的范围。机体素来阳气不足，平日面色苍白、畏风怕冷、四肢冰凉、喜温暖的阳虚人群也可以通过夏治来扶助阳气，增强体质。

为何夏治？夏季气温高、阳气旺盛，尤其在三伏时节，自然界的阳气是一年之中最旺盛的时候，此时人体也阳气旺盛，处于腠理开泄之时，体内的寒气最易驱散。夏治指的是利用夏季阳气旺盛的有利时机，采取一些"温""热"的方法来温补阳气、驱散体内的阴寒之气，最大限度地以阳克寒，治疗某些虚、寒疾病，减轻冬日发生的病症，起到预防保健的作用。

智者养生，必顺应四季寒暑变化，冬病夏治是在阳气最盛的夏季，运用中医手段进一步补充体内的阳气，驱寒外出，提高机体抵抗病邪的能力，是顺应四时的养生之法。

在生活中,我们如何正确地冬病夏治呢?三伏天阳气最盛,是冬病夏治的最佳时机。三伏贴是最常见的夏治方法,在医生的诊断帮助下确定自身的慢性咳嗽或颈肩疼痛属于冬病时,便可选择贴敷。三伏贴的药物多是辛温发散类,用来祛除体内的寒邪宿疾,且三伏天阳气旺盛,人体腠理疏松,更有助于药物的渗透和吸收,往往能起到事半功倍的效果。除了穴位贴敷外,推拿按摩也可缓解冬日的颈肩腰腿痛,如按摩肝经、胃经等经络上的穴位。夏日炎热,易消耗心阴,夏治的同时还要注意养心,宜平和,戒嗔怒,避免情绪出现太大波动。

开药与开方

我们常用"药到病除"来形容医生医术高超,医生根据患者病情开药,药一用病就好了。中药是中医在治疗疾病过程中最常用的手段,许多医家在开药的时候也会说成开方,那开药与开方之间有没有区别呢?

昔日神农尝百草,发现一些草药可以用来治疗疾病，后经历代医家的不断实践与总结，发现了更多的植物药、动物药、矿物药，甚至生活中常见的泥土都可以用来治疗疾病。在中医理论指导下，可以用于疾病的预防、治疗并具有保健作用的物质，我们称其为中药。生活中常见到中药的运用，如金银花，可以清热解毒、消结散肿，常用于咽喉肿痛、小儿热疮等；又如葱白，可以发汗解表、散寒通阳，常用于风寒感冒。

我们的祖先最初只是运用单味药材治疗疾病，后经过长期的实践经验积累，发现对于大多数的疾病而言，几味药的配合使用效果更佳，于是便逐渐形成了方剂。

在运用中药的过程中，少一分药效不足，多一分可能产生毒性，方剂正是根据中药的不同性味、功效，通过合理的配伍，增强或改变药物原有的功效，调其偏性，制其毒性，从而使药物的药力得到最大化发挥。中药配伍的规律与原则有七种形式，分别是单行、相须、相使、相畏、相杀、相恶和相反。单行是指应用单味药就能够发挥治疗效果，不需要其他药的辅助；相须、相使可提高药效；相畏、相杀可减轻或消除不良反应，相恶、相反则是配伍的禁忌。在方剂中药物的配伍关系和作用主次的划分是用君臣佐使来表示的。君药是起主要治疗作用的药物，臣药和佐药辅佐君药发挥药效，使药通常用来引诸药到达病灶或用来调和诸药。

药有个性之特长，方有合群之妙用。方是治法的体现，开方是中医师根据患者的病情，辨证论治，选取合适的中药，确定药量与剂型，为其开出适合自身的方药。中医药经过数千年的发展，渐渐的方药不分家，现今在临床上，我们说的开药其实就是开方，二者是一个意思。

中药有无毒性反应

中医药是中华民族的瑰宝，是几千年文明的结晶，至今仍在全民健康中发挥着重要作用。很多人认为中药是纯天然的所以没有毒性反应，并常听到"生病时吃点中药吧，没有毒性"的说法。这种说法合理吗？这要从中药的毒性说起。

中药的毒性有广义和狭义之说。广义的毒性是

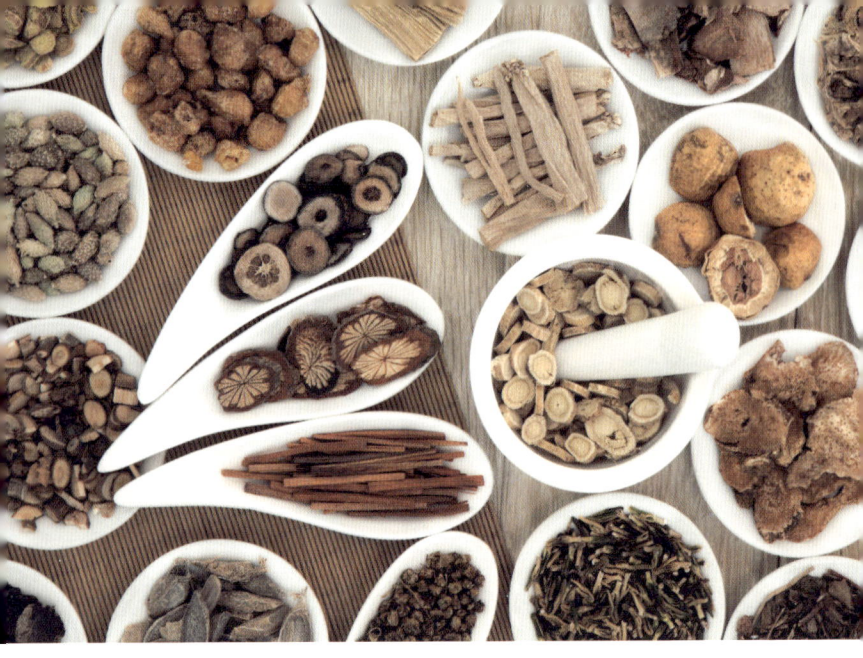

指药物的偏性,也就是我们常说的"是药三分毒"。中药治病的原理就是用药物的偏性纠正身体气血阴阳等的偏胜偏衰,即"以偏纠偏"。比如寒者热之,热者寒之,虚则补之,实则泻之。从这个角度来看,如果人体处于健康也就是阴阳调和的状态下,滥用补益类的药物,不仅无益,还会破坏人体的平衡,引发疾病,所以补药不可随意服用。

　　狭义的毒性是指药物对人体的损害性。中药中有些药物是有毒性甚至是有剧毒的,比如半夏、附子、细辛、甘遂、芫花等这些药物都是有毒的。有毒药物需要在医生的指导下严格按照服用方法来使用。对于有毒药物,可以采用炮制、配伍等方法来减少其毒性。

消除或减弱药物毒性的炮制方法很多，传统使用的方法主要有加热法、制霜法、加辅料法等。如马钱子所含的生物碱，能使人中毒，甚至惊厥而死亡，经炮制后可以消除其毒性；巴豆、千金子所含的油脂具有毒性，经去油制霜后可降低其毒性。相反，有的药物因炮制不当，反能增强其毒性。如雄黄有毒，火煅则生成砒霜，使毒性剧增；朱砂含有汞，火煅后析出水银。

通过合理配伍，也可以减少中药的毒性，如甘草能解毒，与附子、草乌等同用，能使附子、草乌毒性降低；生姜能减轻生半夏、生南星的毒性。相反，如果配伍不当，可产生或增强毒性。十八反、十九畏中所包括的药物配伍情况，均属于配伍不当使药物产生或增强毒性，如甘草与海藻本为无毒之品，合用后则会产生毒性，变无毒为有毒。

大部分中药在使用过程中是相对安全有效的。如果使用不当，就算是正常无毒的药物也会出现一些不良反应。如调和诸药的甘草过量久服会导致血压升高、血钾降低和水肿等。

补药对身体的作用

补品在生活中时常见到,也是走亲访友的常见伴手礼,这些补品中会用到一些补益的中药。在中医学中,有一类用来补益人体虚损、增强人体活动机能或是提高抗病能力的中药称为补益药。

补益药可以涵养气血、滋补阴阳、增强人体正气,分为补气药、补血药、补阴药、补阳药等。很多补益药都是药食两用的,常见的补气药有山药、甘草等,山药可以平补三脏,补肺气、补脾气、补肾气,甘草可以补益脾气和心气。常见的补血药有阿胶、当归等,阿胶可以补血止血,当归既可补血又可活血,是补血圣药。常见的补阴药有百合、枸杞等,百合可以养阴润肺,枸杞可以滋补肝肾。补阳药多是温煦药物,如鹿茸和补骨脂等,二者可以滋补肾阳,强筋健骨。

补益药对人体虽有诸多好处,但并非时时能补,更不是人人可补。

虚则补之是运用补益药的根本原则。具体使用时还要根据个人的身体状况来进行选择。平日气短、乏力、身体倦怠或稍微运动便会出汗的人通常气虚，这时可以选择一些补气的药。平素面色黄白、唇色淡白，或是妇女经期迟来、月经量少，这种情况多是血虚，可以选择一些补血药来补血养血。平日潮热盗汗、手足心热、两颧潮红的人多是阴虚火旺，可以服用一些补阴药来滋阴润燥。平日畏寒喜暖、手脚发凉、腰背冷痛的人多是阳虚，可以通过服用一些补阳药来温肾壮阳。平素活力旺盛、精气充足、并无不适的人没有服食补药的必要，若是强行进补，反而会破坏体内气血协调的平衡状态，不仅无益，反而有害。补药虽好，也需辨证服用。

生活中老年人或体虚之人服用补药较多，老年人身体各项机能在逐步衰退，体虚之人由于各种原因引起气血阴阳的不足，这些都符合"虚则补之"的原则。但老年人和体虚之人脾胃功能较弱，消化和吸收功能下降，除了前面提到的辨证进补外，进补时还应采取少量多次的原则，不要急于进补，也无须大补，这样才能正确地保养身体。

吃中药与忌口

中药具有悠久的历史，历代医家在长期的临床实践中，总结出了服用中药治疗疾病时，必须要注意的关于某些食物的禁忌，中医称之为"忌口"或"忌嘴"。俗话说，"吃药不忌口，坏了大夫手""吃药不忌嘴，大夫跑断腿"。历来医家对忌口都十分重视，相关的内容也广泛记载于各类医籍中。

中医看病讲究的是辨证论治，在临床实践中，我们发现不仅中药具有四气五味，食物也有类似于药物的四气五味。为了避免食物对药物产生干扰，充分发挥药物的疗效，便有了忌口这一说法。中医在诊治疾病的过程中不但用药物来纠正人体的偏颇，在饮食上也会让患者结合病情来进行忌口，这也是中医治疗的一部分。

忌口主要有以下两种情况：一是根据疾病的性质忌口。如热性病或本身就属于实热体质，应忌食辛辣、油腻、煎炸类食物；寒性病或体内阳气不足，畏寒肢冷，应忌食生冷食物、清凉饮料等；胸痹患者应忌食肥肉、脂肪、动物内脏以及烟、酒等；脾胃虚弱应忌食油炸黏腻、冷硬、不易消化的食物；肾病水肿患者应忌食盐、碱过多和酸辣太过的刺激食物；疮疡、皮肤病患者应忌食鱼、虾、蟹等腥膻发物及辛辣刺激性食物；肝胆病患者应忌食肥肉之类高脂肪食物。二是根据所服药物的特性和配伍禁忌而忌口。如服用土茯苓、威灵仙、使君子时忌饮茶；服用黄连、甘草时忌食猪肉；服用鳖甲时忌食苋菜；服用荆芥时忌食鱼、蟹、河豚、驴肉；服用常山、蜂蜜时忌食生葱、大蒜；服用人参时忌食萝卜；服用白术时忌食大蒜、桃、李；服用清热中药时忌食葱姜蒜、狗肉、羊肉等热性食物；服用天门冬时忌食鲤鱼；服用滋补药如人参、黄芪、鹿茸、地黄等，忌饮茶及吃水果、海带等碱性食物。此外，在服用任何中药时都不要饮浓茶。

由此可见，在服药期间忌口与治疗有着密切的关系。除用药物治疗疾病外，还需在服药期间忌食与病性及药性相反的食物，多食相协同的食物。忌口虽然有些麻烦，但患者还是要谨遵医嘱，把控好饮食这一关，以免影响中药的药效。

中医只能治慢病吗

很多人认为中医只能治疗慢性疾病，而对于生命攸关的急、重、大类疾病却无计可施，这种认识未免过于偏颇。数千年来，中医守护着百姓的健康，其中自然也包括急重大病的防护与救治。

中医在急性病治疗方面早有记载。中医外科早已有之，如我们熟知的华佗为关羽刮骨疗毒，于危急之时救其性命；孙思邈所著的《千金方》被誉为中国最早的临床百科全书，载有大量急症治疗方法，包括急性中毒的解救方法等。安宫牛黄丸在民间被奉为中风急救的神药，也被国家药监局列入临床急重症用药名单中。骨折脱位时，部分骨折情况可以直接进行手法复位，疗程更短、效果更佳。我们可以看出，中医不但可以治疗急症，且治疗经验也非常丰富。

此外，中医药在妇科、儿科等领域也有丰富的经验。例如，在妇科疾病治疗中，若是妇女因寒凝血瘀导致的痛经，可以在神阙、关元、天枢周围进行艾灸，并施以腹针，效果立竿见影。在儿科方面，若是小儿高烧不退，吃不进药也不能打针时，可以用中药灌肠来帮助退烧。

提到急救，有一本书不可不提，那便是晋代葛洪的《肘后备急方》，这是历史上第一部临床急救手册。顾名思义，"备急"就是以备急病急需，"肘后"即指随身携带以备急用。

书中共记载常见急症 20 多种，以及一些急救措施。选方简单，所用药物具备"简、便、廉、验"的特点，适宜于百姓救急所用，以应"备急"之名。如槟榔治寸白虫（绦虫），密陀僧防腐，甘草、大豆、生姜汁解药物、食物中毒，使用催吐泻下等方法排毒，还记载了多种外伤止血法、人工呼吸法、洗胃术、救溺倒水法、腹穿放水法、导尿术、灌肠术等。

另外，本书还记载了用青蒿绞取汁治疗疟疾，为现代药理研究提供了宝贵的线索。1971 年中国中医研究院中药研究所以屠呦呦教授为首的团队，首先从青蒿中获得抗疟疾的有效提取物，1972 年又分离出具有新型结构的抗疟有效成分青蒿素。2015 年 10 月 5 日，屠呦呦获得诺贝尔生理学或医学奖，这是中国科学家在本土上进行的科学研究首次获得诺贝尔科学奖,也是中国医学界和中医药成果迄今获得的最高奖项。

中医的手术

很多人认为外科手术属于西方医学,提起中医时,总是习惯性地想到望、闻、问、切以及让人难以下咽的汤药,认为中医只有治疗慢性病以及日常生活保健的作用。那么中医真的只是采用针灸、按摩和汤药为患者治疗疾病吗?事实并非如此,关于中医的手术史可以追溯到数千年前,并且形成了一套完整的理论体系和实践经验。关于中医手术最为人熟知的莫过于华佗为关羽刮骨疗伤以及华佗创制的麻沸散,但中医在外科中的成就远不止于此。

山东省大汶口文化遗址中出土了一个 5 000 年前的颅骨,其顶部被挖了一个圆形小孔,断面光滑均匀,此为骨组织修复的结果,可见此人在接受手术后长期存活,这是我国目前开颅手术史上最早的案例。司马迁在《史记》中记载了最早的剖宫产手术。

隋代巢元方的《诸病源候论》记载了因外伤致肠断裂的急诊肠吻合术手术治疗，同时记载了术后的护理方法及预后判断；在《金创成痈肿候》篇中记载了"当次阴阳，上下逆顺，急缓向望"的缝合方法，与现代医学的"8"字缝合术相同，这代表现代医学使用的缝合法我们的祖先早在一千多年前就已经开始使用。唐代王焘的《外台秘要》中记载了当时治疗白内障的"金针拨障术"，用一根金针将浑浊的晶状体拨入后方的玻璃体腔内，使光线能到达视网膜。明代陈实功在《外科正宗》中记载了最早的鼻息肉摘除手术，手术时使用的茴香草散由茴香草和高良姜调和而成，有一定的镇痛作用。

此外，考古学家还发现了大量古代中医外科工具，从最原始的石刀、石镰和石斧等开始，逐步发

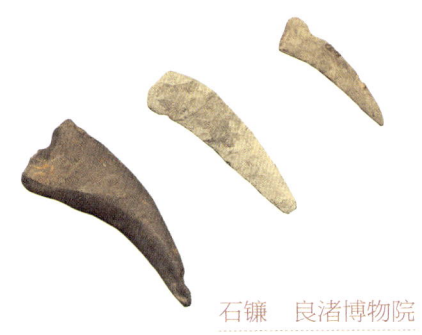

石镰　良渚博物院

展为大匕、中匕、小匕等适用于人体各部位的刀具，其中辽金时期的手术刀与现代柳叶刀极为相似，这足以证明古代中医外科的发达程度。中医在外科手术缝合时常常选用"桑皮线"。所谓桑皮线，即剥下桑树外皮，撕下内层白色纤维，经锤制加工变成细线。桑皮线不仅坚韧，且缝合后无须拆线，桑皮本身也是一味药，可以帮助伤口愈合。

中医不只有内科，外科手术也是中医的瑰宝，许多手术方法沿用至今，书中记载的医案也具有一定的参考价值。虽然因为各种原因中医外科没能发扬光大，但只要有专业人士的挖掘，相信中医外科一定能为人类的健康事业作出伟大贡献。

07 养生有道

医学不仅是关于疾病的科学,更是关于健康的科学。好的医生应是使人不生病的医生,而不仅是把病治好的医生。中医历来重视养生,古称"摄生""道生""保生",即调摄保养自身生命的意思,通过各种调摄保养,增强自身的体质,提高正气,从而增强对外界环境的适应能力和抗御病邪的能力,减少或避免疾病的发生;或通过调摄保养,使自身体内阴阳平衡,身心处于一个最佳状态,从而延缓衰老的过程。

上工不治已病治未病

"上工治未病,不治已病,此之谓也。"这句话源自中医经典《黄帝内经》,意思是真正高明的医生在疾病发生之前就把疾因除去,是中医治未病思想的最早文献记录。

历史上有一则关于名医扁鹊治未病思想的小故事。魏文王询问名医扁鹊:"你家兄弟三人,都精于医术,到底哪一位最好呢?"扁鹊答:"长兄最佳,中兄次之,我最差。"文王再问:"那为什么你最出名呢?"扁鹊答:"长兄治病,于病情发作之前,一般人不知道他事先能铲除病因,所以他的名气无法传出去;中兄治病,于病情初起时,一般人以为他只能治轻微的小病,所以他的名气只及本乡里;而我是治病于病情严重之时,一般人看到我下针放血、用药救治,都以为我医术高明,因此名气响遍全国。"这一则故事看似是扁鹊赞扬他家中兄长的医术比他高,其实是从侧面反映了扁鹊的治未病思想。他认为高明的医学是在病发之前就能预防并根除隐患，真正高水平的医生不是会医治已经病发的症结，而是治不乱之病，就像等到口渴难耐之际，才想到打井取水，那时已经来不及了。扁鹊提倡治"未病"，要在平时就防范病情的发生，只要及时发现，就能轻松解决，取得事半功倍的效果。"治未病"也是中医一直所坚持的健康观念，是给世界医学留下的宝贵财富。

治未病是中国预防疾病思想的体现，治未病的理念和方法，凝聚着中华民族几千年的健康养生理念及实践经验，是中医健康文化的核心学术思想，这一思想的实践在中医学中主要体现为两个方面：未病先防和既病防变。

未病先防，重在养生以使身体强健，让病邪不易侵入人体。中医养生的核心理念包括法于自然之道、调理精神情志、保持阴平阳秘。法于自然之道，就是使生活作息顺应四时的变化，以求天人合一。如古人日出而作日落而息，就是顺应自然的做法。春夏阳气上升，秋冬阳气入里敛藏，因此人们要顺应自然的变化，力求"春夏养阳，秋冬养阴"，这样可以使身体适应自然的节律，从而避免四时不正之气，增强抵抗力。其次，调理精神情志，保持心境宁静、舒适。避免过度的情绪波动，保持心情平和，对于身体的健康至关重要。总之，做到起居有常，饮食有节，保持情志的舒畅，加上适当的形体锻炼，就能够很好地维持体内阴阳的动态平衡，阳气固密在外，阴气藏守于内，阴阳调和，让身体处在一个不易被病邪侵入的良好状态。

既病防变，是指已经生病了就要及时治疗，并预测疾病可能的发展方向，以防止疾病的进一步发展。疾病的发展有一定的规律，正确预测疾病的传变，有助于及时干预。如外感热病的六经传变、卫气营血传变、三焦传变，内伤杂病的五脏之间母子相及与相乘相侮传变、表里传变、经络传变等。根据疾病各自的传变规律，及时采取适当的防治措施，截断其传变途径，是阻断病情发展或恶化的有效方法。同时要先安未受邪之地，先安未受邪之地是根据疾病传变规律，实施预见性治疗，以控制传变的防治原则。因五脏之间是相互影响、相互制约的关系，如前文所述的五行传变，"见肝之病，知肝传脾，当先实脾"，就是具体的临床应用。

治未病的现实意义在于为健康保驾护航。通过未病先防和既病防变的措施，可以有效地减少疾病的发生和发展，提高免疫力，维护身体健康。这不仅有益于个体的身体健康，也对社会的整体健康水平有积极的影响。治未病还能节省医疗费用，预防疾病比治疗疾病更经济，而且可以减轻医疗资源的压力。通过调整生活方式、保持良好的生活习惯，可以在疾病尚未发生时发现问题并加以干预，避免了长期的治疗和高昂的医疗费用。中医的特色与优势在治未病中得到了充分的体现，中医注重整体观念，强调个体差异，采用辨证施治的方法，使治疗更加精准、个性化。中医强调身心的平衡，与现代人们追求全面健康的理念不谋而合。

为何春要捂秋要冻

俗话说"春捂秋冻，不生杂病"，意思是说春天要慢一点脱掉厚衣服，尽量保暖，秋天不要过早地穿上厚衣服，适度挨冻，这样会让我们的身体更加健康。

为何春要捂秋要冻呢?

春三月谓之发陈,天地之间阳气逐渐上升,冰河解冻,人体的阳气也逐渐上升。此时虽然天气逐渐转暖,但初生的阳气难以抵御早春的寒冷,我们仍需保暖,这样人体阳气才能不断生发,与自然界的生发之气相适应。初春乍暖还寒,气温变化较大,若是过早地脱下棉衣,身体容易受寒着凉,会出现感冒、咳嗽等,影响身体健康。

秋三月谓之容平,天地之间阳气逐渐潜藏,秋风萧瑟,人体的阳气也逐渐收敛。此时虽然天气转凉,但气温并没有完全降下来,时常还会出现气温上升的情况,我们需要适当地让身体处于凉爽的状态,辅助阳气的收敛、阴气的滋生,与自然界的收敛之气相适应。晚一点穿棉衣,还可以锻炼机体的御寒能力,提前适应寒冷的冬季。若是过早地穿上棉衣,过于保暖,人体阳气不能顺利收敛下降,可能会有口干、鼻干等上火表现。

春捂秋冻是在中医学天人合一理论指导下,通过调整自身来适应自然界的变化,使得人体的阴阳变化与天地自然相一致,是常见的养生防病之法。

"春不忙减衣，秋不忙加冠"，在生活中，春捂秋冻的正确打开方式是什么呢？首先，我们要循序渐进，春季不着急脱下保暖的衣服，也无须穿着太多，防止太过温暖而汗出，温度明显升高时可以逐渐减少衣物。秋季不要过早穿上保暖衣物，但选择衣物时也要考虑自身所能承受的寒冷程度，防止身体感受寒气侵袭，气温明显下降时，要及时添加衣物。其次，我们要辨证应用，每个人的身体素质不同，春捂秋冻不一定适合所有人。若是阳气偏盛的体质，体内阳气亢盛，不需要通过春捂来增加体内阳气。若是体质偏弱者，如小孩、老年人以及有慢性疾病的人群，平素抵抗力较差者，就不适宜秋冻。

从"冬吃萝卜夏吃姜"看"春夏养阳，秋冬养阴"

"冬吃萝卜夏吃姜，不用医生开药方"是我们生活中常说的一句谚语，很多人在日常生活中也践行着这样的养生原则。这种说法是否合理？其背后又有什么样的中医理论呢？

中医关于养生的理论和方法是极其丰富的,其中一个重要的原则就是顺时养生,顺应自然。中医认为人与自然界是一个有机的整体,也就是中医常说的"天人相应,天人一体"。《黄帝内经》认为"天地合气,命之曰人",人与自然界有着统一的物质基础——气。人是自然界演化到一定阶段的产物,所以人与自然界遵循着统一的运动规律,也就是天人一理。自然界为人类生存提供必要的条件。人类维持生命必须和自然界不断地进行物质和能量的交换,必须不断地摄取饮食营养和吸入自然界的清气。自然界的运动变化又可直接或间接地影响人体,而机体则相应地作出生理上或病理上的反应。春生夏长,秋收冬藏,寒来暑往,四季轮转。天人相应,指人体的阳气与自然界的阳气相一致,生于春,旺于夏,收于秋,藏于冬,而阴气则是由秋渐盛的。所以春夏应当顺应自然界阳气逐渐生长旺盛之势来调节自己的精神情志、起居活动和饮食习惯,精神情志保持积极向上,切忌懈怠厌倦;起居上要晚睡早起;饮食上可适当吃一些长养阳气的食品。生姜辛温,辛味可散、可行,可以升发运动,温热是向上的，这些都是阳的特性，所以吃些生姜可以顺应自然界的规律以长养人体的阳气。秋冬顺应自然界阴气逐渐蓄积盛满之势来调节精神情志、起居活动和饮食以养阴，精神情志上保持内敛平和，不宜过于激动；起居上早睡晚起；饮食上可食用一些滋阴之品。萝卜清润滋阴，正合此理。

由此可见"冬吃萝卜夏吃姜"的背后蕴含着我国人民的生活智慧。但需要注意的是，"冬吃萝卜夏吃姜"也好，"春夏养阳，秋冬养阴"也好，都是在养生的层面，也就是都应当适度，如果过度，同样会引起身体不适。

若保小儿安，常须三分饥与寒

古人的育儿经验里经常见到这样一句话"若保小儿安，三分饥与寒"，这句话的意思是要想小儿健康，就不要给孩子吃得太饱、穿得太暖。在中医的角度，如何理解若保小儿安，常须三分饥与寒呢？

为何要三分饥？小儿脏腑娇嫩，没有发育完全，脾胃的功能尚未成熟，虽然小儿生机蓬勃，需要摄

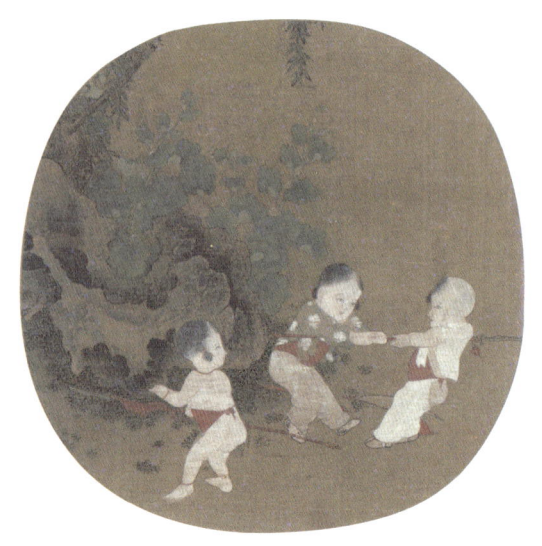

入水谷精微来满足生长发育的需要,但需注意摄入的量,满足日常代谢和成长需求即可,不能吃得过饱。小儿若是贪食,父母放任其多吃生冷甜腻的食物,则容易出现消化不良,伤及脾胃,影响脾胃的运化功能,运化不利就会形成积滞。脾胃为后天之本,脾胃受损会影响气血的化生,日久会导致营养失调,小儿日渐羸弱,进而影响发育。三分饥有利于保护脾胃的功能。

为何要三分寒?中医认为小儿是纯阳之体,易生火热，另外小儿新陈代谢旺盛，活动量较大，容易出汗，穿着太多的话，孩子容易出汗浸湿衣服，小儿脏腑娇嫩，肺气虚弱，出汗时毛孔打开，容易受风邪侵袭，出现伤风感冒、咳嗽等小儿肺系病症。三分寒不单纯说少穿衣服，晚上睡觉时也不要盖太厚的被子，被子太厚的话，小儿汗毛孔打开，冷气趁机侵入肌肤致病，被子太厚甚至会增加小儿得"捂热综合征"的风险，影响小儿的生命健康。

"若保小儿安，三分饥与寒"是古代医家对预防小儿肺病与脾胃病的经验总结，是科学的育儿经。

在日常生活中，如何正确用"三分饥与寒"来育儿呢？三分饥即不贪食，不要让孩子吃得太饱，饮食应清淡、易消化且富有营养，不要任小儿偏食肥甘、辛辣之品，吃饭时慢慢地吃。三分寒不是让小儿挨冻，而是不要让小儿穿得过多、过暖，可以穿一些宽松透气、薄厚适宜的衣服，达到小儿四肢不凉、背部又不会出汗的状态就好。平日闲暇之时，可以陪孩子一起嬉戏锻炼，通过锻炼增强小儿肺气，提高肺功能，有效抵御风寒。

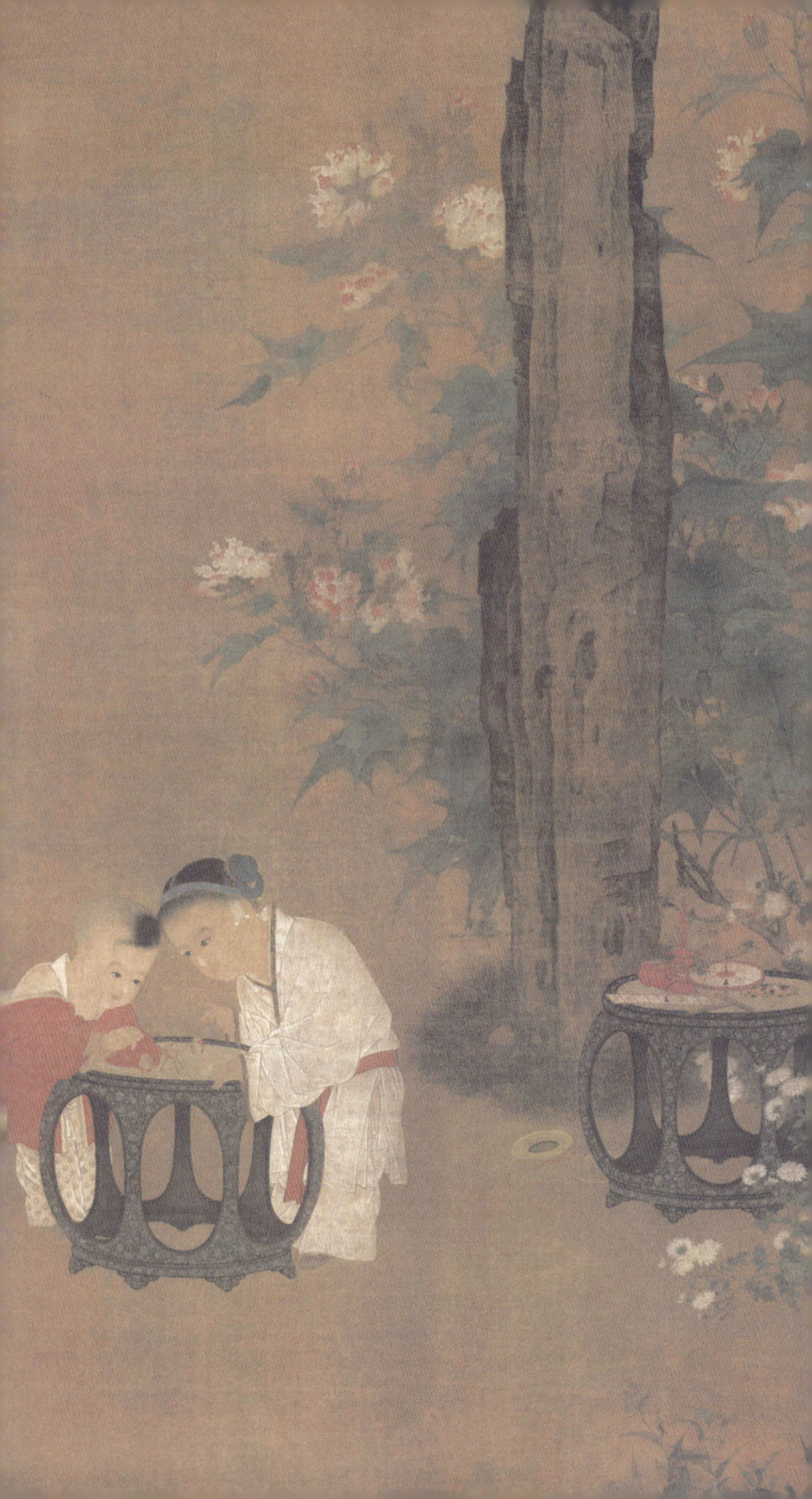

后记

丛书的编撰出版,得到了山东省委宣传部、山东省卫生健康委员会(山东省中医药管理局)的大力支持。省委常委、宣传部部长白玉刚对本书高度重视,提出明确要求。省卫生健康委党组书记、主任,省中医药管理局局长马立新统筹指导本书编写工作。省委宣传部副部长魏长民、张同海,省卫生健康委副主任、省中医药管理局副局长李明具体组织本书编写工作。

丛书的编写团队有张立祥、王振国、宋咏梅、刘更生、王春燕、王加锋、毕鸿雁、张永臣、张蕾、阎兆君、戴霞,编写大纲经专家与编辑反复讨论而成,力求突出中医文化特色、贴近大众、通俗易懂。成书期间,还借鉴吸收了有关部门和专家学者的相关研究成果,王超业、李传播、陈高潮、刘倩等同志做了大量统筹协调工作,在此一并表示感谢。

由于时间仓促、水平有限,如有不足之处,敬请批评指正。

编写组

2024 年 12 月